看護基礎教育における

シミュレーション教育の導入

基本的な
考え方と
事例

監修 阿部幸恵
編集 藤野ユリ子

日本看護協会出版会

執筆者一覧

監 修

阿部幸恵（東京医科大学医学部看護学科基礎看護学領域／
大学病院シミュレーションセンターセンター長 教授）

編 集

藤野ユリ子（福岡女学院看護大学看護学部看護学科シミュレーション教育学領域／
シミュレーション教育センターセンター長 教授）

執 筆

○Part I -1～4　　阿部幸恵（前掲）

○Part I -5　　　西村礼子（東京医科大学医学部看護学科基礎看護学領域）

○Part II -1&2　　藤野ユリ子（前掲）

○Part III　　　　福岡女学院看護大学看護学部看護学科

シナリオNo.1　藤川真紀（基礎看護学領域）　星美和子（同）　田中千尋（同）

シナリオNo.2　吉武美佐子（基礎看護学領域）　吉野拓未（同）　西田裕子（同）

シナリオNo.3　八尋陽子（成人看護学領域）　薄井嘉子（同）　青木奈緒子（同）

シナリオNo.4　穴井めぐみ（老年看護学領域）　太田里枝（同）

シナリオNo.5　緒方智美（公衆衛生・在宅看護学領域）　酒井康江（同）　山田小織（同）
松尾和枝（同）

シナリオNo.6　椎葉美千代（母性・小児看護学領域）　田出美紀（同）　福澤雪子（同）

シナリオNo 7　渡邉晴美（母性・小児看護学領域）
藤好貴子（同※1）　渡辺まゆみ（同）

シナリオNo.8　岩﨑優子（精神看護学領域）　山﨑不二子（同）　柴田裕子（同）

シナリオNo.9　酒井康江（公衆衛生・在宅看護学領域）　光安 梢（同）　山田小織（同）
緒方智美（同）　松尾和枝（同）

シナリオNo.10　深野久美（成人看護学領域）　藤野ユリ子（シミュレーション教育学領域）
福井幸子（成人看護学領域）

シナリオNo.11　藤野ユリ子（シミュレーション教育学領域）　吉川由香里（同）

シナリオNo.12　平川善大（成人看護学領域※2）
八尋陽子（同）　丸山智子（同）　中村眞理子（同）

※1　現久留米大学医学部看護学科
※2　現レールダル・メディカル・ジャパン
（所属は 2018 年 10 月1日時点）

はじめに

　看護基礎教育にシミュレーション教育が導入されるようになって10年以上が経過した。その間，多くの教員がシミュレーション教育の基本的な考え方と指導方法を学び，自身の授業に導入してきた。この10年は，シミュレーション教育の導入期であり，シミュレーション教育という新しい教育を普及することが優先された。

　筆者自身，この教育の利点として「実践力」を掲げ，基礎教育も卒後の継続教育も区別なく，指導者のための研修を展開してきた。臨床のナースのためのシナリオを作成し，指導指南書も作成した。そこには，臨床での新人の実践力を向上させるための指導に悩む指導者たちの強い要望があったからである。この10年を振り返ると，臨床側の視点からのシミュレーション教育の指導方法，シナリオの作成を皆さまに伝えてきたと感じる。

　2年前，筆者は看護基礎教育に軸足を移した。これが，大きな視点の変化につながった。コペルニクス的転回のように，臨床とは対岸にあると考えていた基礎教育という立ち位置から，シミュレーション教育の指導方法やシナリオ作成などを含む全体的な概念を考え直す契機となった。その際には，本邦だけでなく世界的な教育の潮流も確認しながら，自身のシミュレーション教育に対する認識を再構成することとなった。

　臨床から基礎教育へと自らが大きく変化する中，福岡女学院看護大学との出会いは，神様からいただいたご縁だと感じている。特にシミュレーション教育センターのセンター長である藤野ユリ子先生の，シミュレーション教育を実直に学ぶ姿勢や周囲との愛ある調整力には，いつも学ばせていただいている。また，何より本邦初の看護分野のシミュレーション教育学領域（領域長は藤野先生）を新設した片野光男学長の千里眼的な将来を見据える力と実現に向けた行動力には，敬服するばかりである。本書もそのようなお二人のお力と編集の方々の支援がなければ世に出せなかったと感じている。この場を借りて，皆さまへお礼を伝えたい。

本書籍は大きく3つのPartから構成されている。

PartⅠは，看護基礎教育においてシミュレーション教育導入を考える基本的な知識として，本邦の高大接続改革を含めた教育の潮流から，看護教育での教育改革と今後重要となるアクティブラーニングについて解説したうえで，カリキュラムにおける授業設計と授業の組織化に基づいたシミュレーション導入型授業の計画と実際について紹介している。

PartⅡでは，福岡女学院看護大学の，カリキュラムにシミュレーション教育を導入した取り組みを順序立てて説明する。ここでは，全領域一丸となってシミュレーション教育を推し進めることの重要性や，その方法について解説されている。これからカリキュラム，科目，授業にシミュレーション教育を取り入れていこうという方々の参考となるであろう。

PartⅢは，福岡女学院看護大学の全領域の教員によるシナリオである。このPartⅢは，福岡女学院看護大学のシミュレーション教育がいかに進んでいるかの証明であり，財産といえる。これからもブラッシュアップし続けて，さらに進化していくシナリオばかりである。どのように従来の授業を変えていったのかが各シナリオで説明されているので，多くの教員の参考になると確信している。

なお，近年は，学習（学び習う）を学修（学び修める）と表現することが多くなってきているが，本書では「学習」として統一し，使用した。

福岡女学院看護大学の皆さまのこのような働きを考えるときに，心に浮かんだ聖書の言葉を紹介する。

「後にいる者が先になり，先にいる者が後になるものです。（マタイによる福音書20章16節）」

彼らは，すでに私の先を歩いていると感じた。また，あとから来て，シミュレーション教育を学んでいる全国の教員の方々，これからシミュレーション教育を始める方々にも，神様は同等にシミュレーション教育の「恵み」をお与えくださるに違いない。この書籍が，看護基礎教育においてシミュレーション教育を導入される皆さまの道しるべとなりますように，主の御名を通して祈りたい。この書籍を手に取ってくださった読者の方に感謝を記して。

2018年8月　阿部幸恵

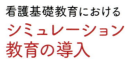 # Contents

はじめに ……… iii

Part I 看護基礎教育における シミュレーション教育導入の考え方 ……… 1

1 看護基礎教育の現状と課題 ……… 2
1) 看護基礎教育の質保証：3つのポリシーの策定と公開の義務づけ ……… 2
2) 看護基礎教育の課題 ……… 3
3) 現代社会で育った看護学生の特徴 ……… 6

2 教育改革とシミュレーション教育 ……… 10
1) 高大接続改革の流れとアクティブラーニングへの転換 ……… 10
2) アクティブラーニングを代表するシミュレーション教育 ……… 14

3 シミュレーション教育の手法 ……… 18
1) シミュレーション教育でのトレーニングの種類 ……… 18
2) シミュレーション教育における3つのトレーニングでの学習の流れ ……… 19
3) シミュレーション教育での指導方法 ……… 23

4 シミュレーション教育を導入する際のシナリオ（授業計画案）づくり ……… 28
1) 看護基礎教育における授業設計〜授業の組織化とシナリオ（授業計画案） ……… 28
2) 多様化する授業の形態 ……… 30
3) シナリオ（授業計画案）の作成 ……… 32

5 学年進行に合わせたシミュレーション教育の導入 ……… 40
1) 看護基礎教育におけるシミュレーション教育のステップ ……… 40
2) STEP1：シミュレーション教育導入のための準備 ……… 41
3) STEP2：技術演習の進め方〜技術の模倣から巧妙化へ ……… 44
4) STEP1・2・4：「フィジカルアセスメント」の効果的な進め方 ……… 45
5) STEP1・3・4：「看護過程」「看護基礎実習」での思考過程と看護行為の言語化 ……… 47
6) STEP5：知識と技術の統合を目指したシミュレーション教育 ……… 50

Part II 看護基礎教育におけるシミュレーション教育導入の実際 …… 53

1 福岡女学院看護大学におけるシミュレーション教育の導入 …… 54
1) 大学の概要と教育理念 …… 54
2) シミュレーション教育を大学全体で取り入れるためのカリキュラム改正 …… 54
3) 教育目標と3つのポリシーの見直し …… 56
4) ディプロマ・ポリシーに沿ったシナリオの検討と作成 …… 58
5) 看護学教育モデル・コア・カリキュラムとの照合 …… 59
6) 国家試験出題基準の改定を踏まえたシナリオ作成の工夫 …… 59
7) シミュレーション教育を導入する際のポイント …… 60

2 福岡女学院看護大学におけるシミュレーション教育の進め方 …… 63
1) シミュレーション教育を実践する学習環境 …… 63
2) 100名を超える学生のシミュレーション演習の実際 …… 63
3) 大学全体でシミュレーション教育を推進するためのポイント …… 67
4) オリジナル教材「ミッションタウン」の紹介 …… 70

Part III 領域別シナリオ集 …… 73

- シナリオ No.1　基礎看護学：環境整備 …… 74
- シナリオ No.2　基礎看護学：フィジカルアセスメント …… 84
- シナリオ No.3　成人看護学：糖尿病患者の観察 …… 94
- シナリオ No.4　老年看護学：認知症高齢者へのかかわり …… 102
- シナリオ No.5　公衆衛生看護学：成人期の保健指導 …… 110
- シナリオ No.6　母性看護学：生殖器の復古支援 …… 120
- シナリオ No.7　小児看護学：喘息患児の看護 …… 130
- シナリオ No.8　精神看護学：統合失調症患者のアセスメント …… 138
- シナリオ No.9　在宅看護学：訪問時の面接技術 …… 147
- シナリオ No.10　看護管理学：多職種連携・協働 …… 156
- シナリオ No.11　看護総合：脳出血患者の看護 …… 164
- シナリオ No.12　成人看護学：傷病者のBLS …… 172

おわりに …… 181

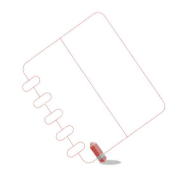

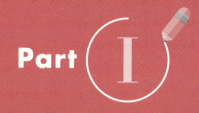

Part I

看護基礎教育における
シミュレーション教育導入の
考え方

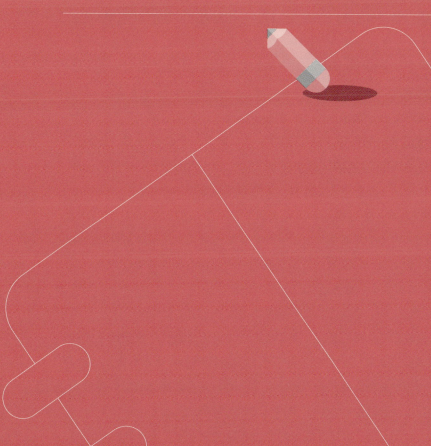

看護基礎教育の現状と課題

1 看護基礎教育の質保証：3つのポリシーの策定と公開の義務づけ

　医療の進展と地域包括ケアの流れに伴って，看護職者に求められるものは多岐にわたるようになってきた。これからの看護職者は，変化する社会のニーズに柔軟に対応していかなければならない。そのために，<u>どのように学生を育てていくのかを，看護基礎教育に携わる者たちが従来の教育内容と方法にとらわれずに考え，教育の方向性を打ち出して，組織的に実践していくこと</u>が求められている。

　本来，教育機関での「教育」とは，学生が将来，社会で活躍できることを鑑みて，教育機関での課程修了時にどのような能力を身につけているかといった到達目標（卒業時の学生の姿）を設定し，学生たちがそこに着実に向かうようなカリキュラムを備えて行われるものである。

　2016年の学校教育法施行規則の一部を改正する省令の公布により，2017年4月からすべての大学に対して，3つのポリシー（ディプロマ／カリキュラム／アドミッション）の策定と公開が義務づけられるようになった。

　ここで，3つのポリシーを確認しておきたい。

①ディプロマ・ポリシー（卒業の認定に関する方針）

　各大学がその教育理念を踏まえ，どのような力を備えれば学位を授与するのかを定める方針であり，学生の学習成果の到達目標ともなるもの，また，卒業時の学生の姿である。掲げるだけでなく，どのように評価していくのかも考えて策定しなければならない「出口」での方針表明となる。

②カリキュラム・ポリシー（教育課程の編成および実施に関する方針）

　ディプロマ・ポリシーの達成のために，どのような教育課程を編成し，どのような教育内容・方法を実施するのかといった各大学の教育の「中身」の方針表明である。

③アドミッション・ポリシー（入学者の受け入れに関する方針）

　教育理念，ディプロマ・ポリシー，カリキュラム・ポリシーに基づく教育

内容等を踏まえ，各大学がどのような入学者を求め，受け入れるのかの方針である。これは，「入口」をどうするのかの方針表明であり，これによって入試の内容や方法も決まる。

　この3つのポリシーについては，このたびの省令が公布される前から多くの大学がすでに策定している。それにもかかわらず，改めてこれらのポリシーが義務づけられた意味は，おそらく，すでに定められている各大学のポリシーが形式的もしくは抽象的で，入学者の選抜方法の改善やカリキュラムの改善につながりづらいからではないかと考える。

　3つのポリシーの中でも，特に「ディプロマ・ポリシー」は重要である。定めたディプロマ・ポリシーに従って学生の能力を育成していくためには，個々の科目がどの部分を担うのかを各教員が認識し，他の科目と連携し合いながら組織的に教育を展開していかなければならない。

　各専門領域で行われている講義・演習・実習のゴールは，ディプロマ・ポリシーで掲げた到達目標に向かう1つの過程にすぎない。個々の教員が講義で教えた知識を学生が暗記して特定の科目の試験に合格することや，演習で行ったデモンストレーションを忠実に再現して技術試験に受かるというような，限定されたそのときにだけ「知っている」「できる」に留まるようでは，何の意味ももたないのである。

　個々の講義・演習・実習での学びを学生が着実に積み上げて自身の専門的知識・技術・看護職者としての態度として発現できるように，教員たちが絶えずディプロマ・ポリシーを念頭に学生を支援し，その成果を評価して，カリキュラムを改善していくといったPDCAサイクルを回すことができてはじめて，「教育」を実践したといえる。

　文部科学省による3つのポリシーの策定と公開の義務づけは，①大学教育の入口から出口までの一連を評価の対象として，個々の教育の質を保証すること，②受験生や学生に各大学で学び身につけることのできる能力を具体的に示すことで，各大学が再度教育の質を見直し改善すること，をねらっているのである。

② 看護基礎教育の課題

　現在，看護基礎教育が抱えている課題について考えてみよう。

①急速な大学化と問われる教員の質と量

　看護系大学および学部等は，2018年4月に263大学276課程となり[1]，平

成元年（12校）からの30年間で約22倍に増えたことになる。急速な大学化となるが，今後もしばらく看護系大学は増加していくと考えられる。また，看護師国家試験合格者の約30％（3人に1人）が大学卒業者となっている。

一方，社会保障・税一体改革の試算によると，団塊の世代が75歳以上となる2025年には医療や介護の需要が一段と高まり，約200万人の看護職者が必要だとされている。2016年度の就業看護職員数は約166万人であり[2]，今後も復職支援や離職防止とともに，看護職者の養成が必要である。

また，少子化の影響で18歳人口が減じる中，今や大学・学部を選ばなければ大学全入時代に突入したといわれている。2010年以降，経営悪化から学生募集を停止する大学や定員割れする学部なども目立つようになってきており，大学は生き残るために，受験生に選ばれるような特色や個性をアピールした改革を進めている。そのような中，看護をはじめとする医療者養成などの実学系の学部・学科を設ける大学も増えている。

学士課程においては，学士力（**表I-1**）を基盤に医療の場で専門性を発揮しながら，多職種と緊密に連携し合ってチーム医療やチームケアを推進できる看護職者の養成を目指すことが可能である。そのため，看護基礎教育を学士課程で行うことは望ましく，その量的な拡大は必要である。しかし，急速に大学化が進んでいることにより，教える側の人材の質・量ともに，追いついていないという課題がある。

②実践力の低下と多様化する看護基礎教育

現在，看護職者の養成においては，**図I-1**に示すように看護師国家資格を取得するためのさまざまなコースが存在する。どのコースであっても，看護を提供する場の複雑性・多様性に対応し，より総合的な看護ケアの提供ができる最低限の能力を備えた人材を輩出できるように，それぞれのコースでの教育を充実させていかなければならない。

表I-1 | 学士力に関する主な内容

1. 知識・理解	専攻する特定の学問分野における基本的な知識を体系的に理解（多文化の異文化に関する知識の理解，人類の文化・社会と自然に関する知識の理解）
2. 汎用的技能	知的活動でも職業生活や社会生活でも必要な技能（コミュニケーション・スキル，数量的スキル，情報リテラシー，論理的思考力，問題解決力）
3. 態度・志向性	自己管理力，チームワーク，リーダーシップ，倫理観，市民としての社会的責任，生涯学習力
4. 統合的な学習経験と創造的思考力	自らが立てた新たな課題を解決する能力

（文部科学省：「学士課程教育の構築に向けて」中央教育審議会答申の概要. 平成21年1月20日より）

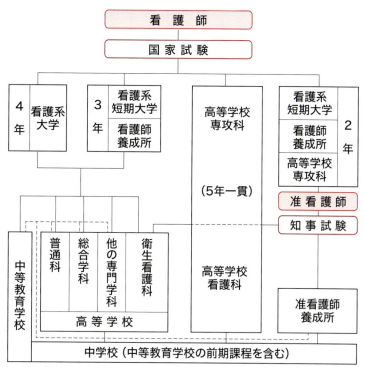

図 I-1 | 看護教育制度
（文部科学省ホームページ，高等学校における看護教育．URL: http://www.mext.go.jp/a_menu/shotou/shinkou/kango/Index.htmより）

　しかし，いずれのコースでも，基礎教育修了時点で学生が習得している実践力と，看護を提供する場で求められる実践力との間に乖離があるようだ。「看護を必要とする場で個々のクライエントに合ったかたちで看護を提供する」という実践力を身につけることと，経験によってそれを発展させていくための教育・学習のあり方が課題となっている。これは，基礎教育のみならず，卒業後の卒後・継続教育でも同様であるが，ここでは基礎教育についてのみ触れたいと思う。

　現在，看護基礎教育では3年課程の看護師養成所が最も多く学生を社会に輩出している。しかし，従来の3年間の教育では十分な実践力を培うことが難しく，教育期間を延ばすこと（4年制化）の実現に取り組み始めているところだ。約30年間にわたって，総教育時間数は増加しないまま，必要な教育内容だけが付け加わり膨大化したためである。

　また，学士課程においても変化がみられている。より実践的な職業教育に重点をおいた教育課程（カリキュラム）を提供し，専門職者の養成を強化しようとする「専門職大学」が大学制度の中に加わるようになったのである。

　このように，実践力を身につけ向上させていくための変化が少しずつ起きている。学生たちが卒業後に卒後・継続教育を受けながら，段階的に看護職者としての「実践力」を向上していくことができるために，どのような能力

を基礎教育で育めばよいのかを再考するときが来ている。そして，ただ，教育期間を延ばす，実践的な教育カリキュラムに重点をおくというかたちだけの変化ではなく，実際に卒業時点で学生たちがどのような実践力を身につけたのかといった成果を社会に提示していかなければならない。

　同一の国家資格でありながら，そのベースとなる基礎教育が多様化しているという課題にいかに対応するべきかも考えなければ，この職種の独自性すら保証できなくなるかもしれない。地域包括ケアシステムが進む中，クライエントを取り巻く職種は多様化し，AIの導入も進んでいる。私たち看護職者でなければできないことは何なのか，実践力をどのように測定するのか，そして，どのように育てていくのかが課題といえる。

③ 現代社会で育った看護学生の特徴

　ナイチンゲールは，看護を芸術であり科学であると明言[3]し，クライエントの身体内部に宿る自然治癒力を引き出すために，生活のあらゆる側面を通して援助する専門職者であると説いている[4]。高齢社会を迎え，地域包括ケアシステムの中で看護を提供していくことを求められるこれからの看護職者は，多様な価値観をもつクライエントを全人的に受け止め，個々のクライエントに合った技術を専門的な知識を応用させながら提供していかなければならない。つまり，相手の立場に立ち，看護を創造する力が必要である。

　また，その人に合った優れた技術を提供できるようになるには，基礎的な技術訓練を根気よく反復する集中力と根気強さも必要となる。さらには，看護は実践の科学であり，看護実践には必ず根拠があることから，よりよい看護を提供するために，「どうして，なぜ」と自問する力，論理的に物事を考える力も重要となる。そのような能力の素地を基礎教育で培っていかなければならない。

　いつの時代にも「今どきの若者は……」という言葉を聞く。筆者の学生・新人看護師時代もそうだったように思う。しかし，近年の情報化，国際化，少子高齢化などの急激な社会の変化の中で育った学生は，私たちが想像する以上にその影響を受けているかもしれない。そのような学生の特徴を踏まえたうえで，今後の教育を考えていくことが，これまで以上に重要となる。

　筆者の体験と文献[5-7]を参考に，現代の学生の特徴について以下にまとめた。

①科学技術の発展とともに生活が便利になり，その生活体験は高齢者のものとは異なる

湯船に入る前に湯をかき回した経験がないなど，生活体験の乏しさが，実習場面で問題行動につながるという報告もある。確かに，筆者の授業でも，自宅ではティーバッグでお茶を入れるので急須がない，茶たくを使わない，白湯がどのようなものかわからないなどと言う学生もいるのが現状である。

②対人関係が希薄で一般常識やマナーが低下している

SNS（ソーシャルネットワーキングサービス）などコンピューターやスマートフォンを介してのコミュニケーションが日常的で，授業中の飲食，メイク，私語，遅刻，中座なども罪悪感なく行う学生が多くなったと感じる。間接的な人とのかかわりを好み自己充足的[8]，学生のマナー不足は周囲に対する無関心による[9]という報告もある。実習指導をしていると，場や対象に即した適切な態度や言葉を使って自己の気持ちを表現し，他者と気持ちよくかかわることを苦手とする学生も多いと感じる。

③手先が不器用で身体の使い方などの模倣に時間を要する

水道の開閉の自動化，トイレのふたの開閉や水洗の自動化，各種機器におけるタッチパネルの導入，また，電子マネーでの買い物，自動通過システムでの交通機関利用など，学生を取り巻く生活上の身体の使い方は，高齢者のそれとはかなり異なる。さらに，核家族化が進み，他者の世話をした経験も少ない。大学で学ぶ技術における手や身体の使い方について，自身の経験と関連づけて学習することはかなり難しい状況である。血圧のコックの開閉，アンプルを握る力の強さの調節，タオルや雑巾のしぼり方など，従来はスムーズに模倣できたことがそうではなくなってきている。

④自ら知識を関連づけ想像しながら主体的に考えるより，他者から正解を得たい気持ちが強い。また，教員や周囲からの評価を気にする

現在在籍している学生の多くは「ゆとり教育」の中で育っている。他者との競争よりも周囲と同じであることを好み，他者から与えられる課題や指示を待つという受け身的な傾向が強いように感じる。また，課題や指示以上のことに考えが及ぶことも少なく，指示されたことさえ行えばよいという省エネタイプが目立つように思う。

⑤視聴覚教材を身近な教材として育ってきたので，文字情報から具体的な状態や状況を想像する力が弱い

文字だけの情報から，状態や状況を想像することがかなり難しくなってきている。わかりやすい図や画像，何度も繰り返し視聴できる教材を使っても，実際に病棟で担当する患者を全くイメージできていないこともある。知識としては理解していても，それが具体的なイメージに結びつかず，臨地実習で

リアリティショックを受けるような場面もみられる。いかにリアリティを伴って臨床場面や患者をイメージさせるかが課題であり，従来のような教育／学習では，実習というリアルな環境につなげていくことが難しい状況となっている。

⑥新しい機器やアプリなどの使用方法の理解は早く，ITを活用して情報を集めることを得意とする

筆者の大学ではICT（Information and Communication Technology）教育に力を入れており，学生全員にipadを配付している。新しいアプリケーションの操作，ipad上でのノートの取り方，教材の整理の仕方などは，学生のほうが優れている。ノートや筆記用具を持たずipad1つで授業に臨む学生，板書や連絡事項を撮影して済ませる学生の姿を目の当たりにすると，世代の違いを感じる。

⑦自分にとって興味や価値のあることには集中できるが，それ以外のことに対しては飽きやすく集中力が持続しない傾向にある

将来，役に立たない知識や経験はない，学ぶこと，経験することで無駄なことは1つもないと筆者は考えている。しかし，そのような考えに至る学生は少なくなった。多くの学生は，卒業するのに必要か，単位を取るために必要か，といった目の前のことで学びや経験の幅を決める傾向がある。自由参加のセミナーや講演，課題の勉強会，ボランティアなどには，いつも決まった学生しか集まらないように思う。

さらに，卒業に必要な科目であっても，自分にとってわかりやすく，おもしろく授業や演習が展開しないと，集中力が切れてしまう者も目立つ。これは，わからないことを主体的に知りたいと思う積極性や，新たな知識や技術を身につけたいと求める力が弱まっているせいかもしれない。社会の便利さや少子化によって，求めずとも与えられすぎたことが影響しているのかもしれない。

以上のように，現代の看護学生の特徴をまとめてみると，看護学生に限ったことではなく，一般的に指摘されている「ゆとり教育世代」やアメリカの「Generation Y」の特徴と重なる。

引用文献
1) 日本看護系大学協議会定期総会資料（文部科学省データ）. 2018年4月1日.
2) 日本看護協会出版会編：平成29年看護関係統計資料集. 日本看護協会出版会；2018. p.2.
3) フロレンス・ナイチンゲール著, 小林章夫・竹内喜訳：看護覚え書—対訳. うぶすな書院；1998. p.4.
4) フロレンス・ナイチンゲール著, 湯槇ます監修, 薄井担子・小玉香津子・田村真, 他編訳：病人の看護と健康を守る看護. In：ナイチンゲール著作集—第2巻. 現代社；1974. p.125.
5) 川田智美・木村由美子・小暮深雪, 他：看護教員が学生の生活体験の乏しさを感じた実習場面. 群馬保健学紀要. 2005；26：133-140.
6) 佐藤真澄・松田日登美・柿原加代子：看護短大生における生活体験および生活習慣の変化.

日本赤十字愛知短期大学紀要. 2002；13：1-10.

7）安ケ平伸枝・菱沼典子・大久保暢子，他：基礎看護学担当教員の捉える学生の特徴と教授学習方法の工夫. 聖路加看護学会誌. 2010；14（2）：46-53.

8）Arhin AO, Cormier E：Using Deconstruction to Educate Generation Y Nursing Students. Journal of Nursing Education. 2007；46（12）：562-567.

9）Pardue KT, Morgan PA：Millennials Considered：New Generation, New Approaches, and Implications for Nursing education. Nursing Educational Perspectives. 2008；March/April：74-80.

教育改革と シミュレーション教育

① 高大接続改革の流れとアクティブラーニングへの転換

　実践力を備えた人材の育成が求められているのは，看護職者の養成や，医療の分野だけの話ではない。国際化・情報化など社会全体が急速に変化していく中，不確実で予測ができないこれからの社会を切り拓く人材の養成は，初等・中等・高等教育全体の世界的な課題となっている。このような俯瞰的視野に立つと，医療者教育で進められている教育改革は，世界的な教育改革の流れの中にあることがわかる。

　今後，日本国内で少子高齢化による人口減少が進み，世界規模ではグローバル化がさらに拡大していくであろう。「第4次産業革命」といわれるAI(人工知能)の活用が，看護を提供する場にも広がっていく。また，肉体労働だけでなく，知的な労働もAIに取って代わられる社会になることが予測されている。そのような社会では，これまで重視されてきた「知識，技能」だけでなく，人間ならではの思考力・判断力・表現力などの能力がよりいっそう重要となる。

　また，国際化が進む中，英語で読む・書く・聞く・話すことでコミュニケーションを図る能力も身につけておかなければならない。さらに，多様な文化や価値観の人々と協働して問題に対応していく能力も必要となる。

　このように，変化の激しい社会に対応していく人材を育成するために，2014年，中央教育審議会は「新しい時代にふさわしい高大接続の実現のためには，高等学校教育，大学教育，大学入学者選抜の一体的改革が必要である」と答申し，2015年には，高大接続改革実行プランを公表している。さらに，2016年5月に文部科学相は，「ゆとり教育との決別を明確にしておきたい」と提言し，教育内容の削減や時間数の減少は行わない方針を打ち出したのである。

　ここで，「ゆとり教育」について触れておくと，筆者は，この教育について必ずしも悪しき方向転換ではなかったと考えている。「ゆとり教育」は，

当時の過密化するカリキュラム（学力重視の詰め込みタイプの教育）を見直して教育内容の精選や時間数の最適化を行うことが1つの目的であったことから「ゆとり」と表されてきたが，本来，この「ゆとり教育」が目指したことは，もっと別のところにあった。それは，知識テストでは測れない「関心・意欲・態度」「思考・判断・表現」などという側面も評価していくこと，また，教科の枠内だけの学習ではなく生活に応用できるようないくつかの科目を統合したかたちでの学習の仕方を取り入れることなどである。つまり，知識のみでなく，社会性，人間性をバランスよく育み，将来の「生きる力」を身につけていくことを目指すものだったのである。

　おそらく，社会の変化，教員の力量，入試制度等々から，この教育のねらいどおりの成果が得られず，学力低下だけが結果として突き付けられことに着目して，「ゆとり教育との決別」という表現となったのであろう。実際には，「ゆとり教育」の全体を否定するものではなく，むしろ，「ゆとり教育」で目指したことをさらに具体的に実践していく方向に教育が動いているといえる。

　高大接続改革とは，高等学校教育，大学入学者選抜，大学教育を一体として改革していくものである（**図I-2**）。もちろん初等教育から，これからの社会で必要となる能力を見据えての教育が展開される。知識偏重ではないので学び方も変化する。初等教育から高等教育まで，児童・生徒・学生の「理解した」をさらに進めて「理解して行動に移せる」までに彼らの能力を引き上げるためには，彼ら自身が能動的に問題や課題に取り組み，思考しながら行動に移すといった学習経験を積み重ねる必要がある。いわゆる「アクティブラーニング」が主流となり，充実していくことを目指していくのである。しかし，このような流れの中で，大学入試が旧態依然としたままでは，従来の座学中心，知識・技能の習得中心の学習から脱却できない。このような背景もあって，大学入試改革にも着手するということになったのである。

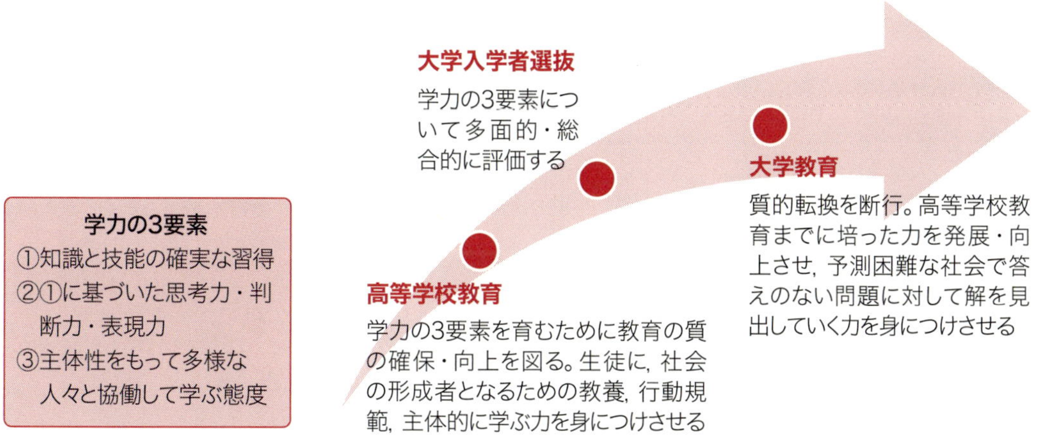

学力の3要素
①知識と技能の確実な習得
②①に基づいた思考力・判断力・表現力
③主体性をもって多様な人々と協働して学ぶ態度

大学入学者選抜
学力の3要素について多面的・総合的に評価する

大学教育
質的転換を断行。高等学校教育までに培った力を発展・向上させ，予測困難な社会で答えのない問題に対して解を見出していく力を身につけさせる

高等学校教育
学力の3要素を育むために教育の質の確保・向上を図る。生徒に，社会の形成者となるための教養，行動規範，主体的に学ぶ力を身につけさせる

図I-2｜高大接続改革

2020年度からは，大学入試が変わる。センター試験は廃止され「大学入学共通テスト」が導入される予定である。共通テストとそれに続く各大学の選抜試験では，高等学校教育でどのような能力（competency）を身につけたのかという個々の生徒の成果（outcome）である知識・技能や思考力・判断力・表現力などが多面的に評価されることになる。まさに，能力・成果に基づいた教育へと変化していくのである。各大学が，受け身の教育から能動的学習（アクティブラーニング）への転換を図り，これからの社会を切り拓く人材を社会に真に輩出していくためには，各大学が具体的に前述の3つのポリシーを策定し，それらに沿ってカリキュラムマネジメントを確立し，教育の充実を図らなければならない。

高大接続改革は，教育の成果を問うアウトカム基盤型教育（Outcome-based Education）への転換である。この教育は，意図された教育目標とアウトカムという言葉で，教育を計画，発展，提供，記述する1つの方法であると定義されている[1]。単位制を基にした従来の教育概念であるプロセス基盤型教育（Process-based Education）からの大きなパラダイムシフトといえる。

看護基礎教育もこの教育改革の流れの中にある（**図Ⅰ-3**）。2017年に文部科学省が公表した「看護学教育モデル・コア・カリキュラム～「学士課程においてコアとなる看護実践能力」の修得を目指した学修目標」（**図Ⅰ-4，表Ⅰ-2**）と，2018年6月に日本看護系大学協議会が示した「看護学士課程教育におけるコアコンピテンシーと卒業時到達目標」（**表Ⅰ-3**）は，各大学が3つのポリシーを具体的に掲げ，さらに看護基礎教育の質の向上に向けたカリキュラム改変を進めていくうえで参考となる。

また，看護学分野別評価に関する取り組みも進んでいる。2018年度には，

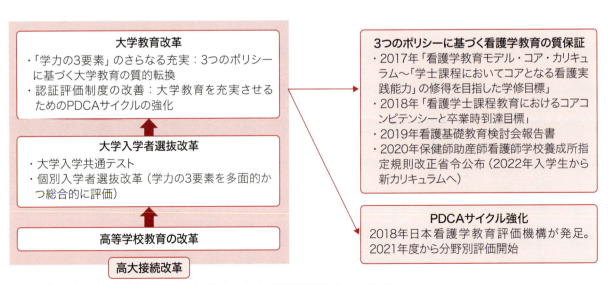

図Ⅰ-3｜高大接続改革における大学教育改革と看護基礎教育での動き

2. 教育改革とシミュレーション教育

A. 看護系人材（看護職）として求められる基本的な資質・能力
さまざまな場面で人々の身体状態を観察・判断，状況に応じて適切な対応ができる看護実践能力　等

B. 社会と看護学：健康の概念，ライフスタイルと健康，法律・制度，社会における看護職の役割　等
C. 看護の対象理解に必要な基本的知識：生活者としての理解，身体・心の側面からの理解，生体機能・健康障害の種類・薬理・放射線　等
D. 看護実践の基本となる専門基礎知識：看護過程，看護基本技術，対象別看護，組織での活動　等
E. 多様な場における看護実践に必要な基本的知識
F. 臨地実習
G. 看護学研究：看護研究における倫理，看護研究を通した看護実践の探究　等

図I-4 | 看護学教育モデル・コア・カリキュラム大項目の構成

表I-2 | 看護系人材（看護職）として求められる基本的な資質・能力

1. プロフェッショナリズム
   あらゆる発達段階，健康レベル，生活の場にある人々の健康で幸福な生活の実現に貢献することを使命とし，人々の尊厳を擁護する看護を実践し，その基盤となる看護学の発展や必要な役割の創造に寄与することを学ぶ。
2. 看護学の知識と看護実践
3. 根拠に基づいた課題対応能力
4. コミュニケーション能力
5. 保健・医療・福祉における協働
6. ケアの質と安全の管理
7. 社会から求められる看護の役割の拡大
8. 科学的探究
9. 生涯にわたって研鑽し続ける姿勢

表I-3 | 看護学士課程教育におけるコアコンピテンシー

I群　対象となる人を全人的に捉える基本能力	IV群　特定の健康課題に対応する実践能力
1. 看護の対象となる人と健康を包括的に理解する基本能力	14. 健康の保持増進と疾病を予防する能力
2. 人間を生物学的に理解しアセスメントに活かす基本能力	15. 急激な健康破綻と回復過程にある人を援助する能力
3. 人間を生活者として理解しアセスメントに活かす基本能力	16. 慢性・不可逆的健康課題を有する人を援助する能力
4. 人間を取り巻く環境について理解しアセスメントに活かす基本能力	17. エンドオブライフにある人と家族を援助する能力
II群　ヒューマンケアの基本に関する実践能力	**V群　多様なケア環境とチーム体制に関する実践能力**
5. 看護の対象となる人々の尊厳と権利を擁護する能力	18. 地域で生活しながら療養する人と家族を支援する能力
6. 実施する看護を説明し意思決定を支援する能力	19. 保健医療福祉における看護の質を改善する能力
7. 援助的関係を形成する能力	20. 地域ケア体制の構築と看護機能の充実を図る能力
III群　根拠に基づき看護を計画的に実践する能力	21. 安全なケア環境を提供する能力
8. 根拠に基づいた看護を提供する能力	22. 保健医療福祉チームの一員として協働し連携する能力
9. 計画的に看護を実践する能力	23. 社会の動向と科学技術の発展を踏まえて看護を創造するための基礎となる能力
10. 健康レベルを成長発達に応じてアセスメントする能力	**VI群　専門職として研鑽し続ける基本能力**
11. 個人と家族の生活をアセスメントする能力	24. 生涯にわたり継続して専門的能力を向上させる能力
12. 地域の特性と健康課題をアセスメントする能力	25. 看護専門職としての価値と専門性を発展させる能力
13. 看護援助技術を適切に実施する能力	

（日本看護系大学協議会：看護学士課程教育におけるコアコンピテンシーと卒業時到達目標. 2018. p.6より）

　日本看護学教育評価機構（仮称）が発足予定であり，2021年度から分野別評価を実施することを目指している。この分野別評価が実現することによって，各大学は公表している3つのポリシーに沿った教育を展開しているのかを評価され，それに基づいたカリキュラムの改変と，PDCAサイクルを機能させることのできる体制が少しずつ整うと予想される。

2 | アクティブラーニングを代表する シミュレーション教育

　教育の成果を問うアウトカム基盤型教育（Outcome-based Education）では，教員は「学生に何を教えるか」ではなく，「学生が能動的に学習に向かうために，どのような学習支援を行えばよいのか」を考えなければならない。看護基礎教育では，学生が基礎教育修了時点で彼らなりの看護観に基づいて看護技術を提供できるように，教員が支援するということである。最低でも新人教育に耐え得るだけの実践力はもたせて卒業させる責任を基礎教育は担っていると筆者は考えている。

　そのために，各大学は，理念やディプロマ・ポリシー，到達目標を具体的に立案し，そこに向かうためにどのような教育方法が望ましいのかを教員全体で検討する必要がある。

　中国の古い格言に次のようなものがある。「聞いたことは忘れる。見たことは覚える。体験したことはわかる。見つけ出したことは身につく」。この格言は，学生が能力を身につけるには，より能動的な学習体験が必要であることを表している。

　従来行ってきた教育方法だけでは限界に来ていることは明らかで，学生中心で学生が能動的に学ぶ教育方法（アクティブラーニング）を教員が学び，導入していかなければならない。それが，何を身につけたのかという教育の成果を見える化する教育（Outcome-based Education）につながるのである。

　アクティブラーニングについてはさまざまな定義がある。その中でも，筆者がアクティブラーニングを意識して授業を組み立てる際に立ち返る2つの定義を紹介する。

　1つは，溝上氏の定義である[2]。「一方向的な知識伝達型講義を聴くという（受動的）学習を乗り越える意味での，あらゆる能動的な学習のこと。能動的な学習には，書く・話す・発表するなどの活動への関与と，そこで生じる認知プロセスの外化を伴う」。ここでの「認知プロセス」とは，知覚・記憶・言語・思考（論理的・批判的・創造的思考，推論，判断，意思決定，問題解決など）といった心的表象としての情報処理プロセスと説明されている。また，「外化」とは，自分の中にあるもの（内化）を外に表現するということである。さらに，「アクティブラーニング」を学生の学習（learning）の一形態を表す概念とし，「アクティブラーニング」を取り入れた授業については「アクティブラーニング型授業」という概念として，これら2つを明確に分けている[3]。たとえ一方向的な講義であっても，学生の中にはこれまでの知識や経験とつなぎ合わせたり，興味や関心をもって能動的に聴くという学

習もあるであろうし，一方向的な講義の後に何らかの能動的な活動を一定の授業時間に行うとしたならば，「講義」も学習の重要な構成要素となるからである。

　もう1つは，2012年の中央教育審議会「新たな未来を築くための大学教育の質的転換に向けて（答申）」での定義である[4]。ここでは，「教員による一方向的な講義形式の教育とは異なり，学修者の能動的な学修への参加を取り入れた教授・学習法の総称。学修者が能動的に学修することによって，認知的，倫理的，社会的能力，教養，知識，経験を含めた汎用的能力の育成を図る。発見学習，問題解決学習，体験学習，調査学習等が含まれるが，教室内でのグループ・ディスカッション，ディベート，グループ・ワーク等も有効なアクティブ・ラーニングの方法である」とされている。具体的にどのような学習を指すのかが明記されているのでわかりやすい。

　アクティブラーニング型授業には，**表I-4**に示すようにさまざまなタイプがあるとされている。シミュレーション教育は，このアクティブラーニング型授業の1つである。**表I-4**では，タイプ2～3にあたる。

　ここで，医療におけるシミュレーション教育を定義しておきたい。筆者は，「医療におけるシミュレーション教育とは，実際の患者に提供する医療を想定して学習者に教材を提供し，医療者として必要なテクニカルおよびノンテクニカルな能力の向上を目指すもの」と考えている。広い意味では，体験学習（VR；virtual reality も含む），ロールプレイ，ペーパーペイシェント，CAI（Computer-assisted Instruction），ゲーム，劇化など，実際ではなく模擬的な環境で行うものはすべて含まれる。

　シミュレーション教育は，さまざまな教育・学習理論や教授モデルを基盤にしている。主要なものを挙げておく。

①成人学習理論

　学習対象のとらえ方として重要となるのが，マルカム・S・ノールズの提唱した「成人学習理論」である[5]。ノールズは，教育の対象が成人である場合，学習者は①学習も自己主導的で，自己決定的，②豊富な過去の経験があるためにその経験と関連づけながら物事を理解していく，③社会的な経験や役割と関連したレディネスを有する，④知識を教授されるだけよりも問題解決型の学習を好む，⑤学習への強い動機づけがある，ととらえている。

　この理論に基づき，シミュレーション教育では，学習者自身が有している知識・技術・態度を十分に教員が把握し，それらを前提にして学習者自身が新たな能力を自ら構成していくことができるように支援していかなければならない。学習者中心の，構成主義的な学習理論といえる。

表I-4 | アクティブラーニング型授業のさまざまな技法と戦略

タイプ	タイプ0	タイプ1	タイプ2	タイプ3
学習の形態	受動的学習	能動的学習	能動的学習	能動的学習
主導形態	教員主導型	教員主導・講義中心型	教員主導・講義中心型	学生主導型
伝統的講義に対するアクティブラーニング型授業としての戦略性	―	低	中〜高	高
技法・戦略	・話し方 ・板書の仕方 ・パワーポイントの見せ方 ・実物やモデルによる提示	・コメントシート/ミニッツペーパー ・小レポート/小テスト ・宿題 ・クリッカー ・授業通信	・ディスカッション ・プレゼンテーション ・体験学習 シミュレーション学習	・協同・協調学習 ・調べ学習 ・ディベート ・話し合い学習法 ・ピアインストラクション ・PBL (Problem/Project Based Learning) ・チーム基盤学習 　　　　　　　　　など

(溝上慎一：アクティブラーニングと教授学習パラダイムの転換. 東信堂；2014. p.71より一部改変)

②経験学習理論

シミュレーション教育では，学習者が経験から学ぶことを大切にする。実際に授業や演習を組み立てるときに基盤となるのが，D・A・コルブの「経験学習理論」である[6]。

図I-5に示すような学習サイクルモデルで説明している。まず，① Concrete Experience（具体的な経験；CE）で具体的な経験に臨む。次に② Reflective Observation（内省的観察；RO）で，これは具体的な経験を内省的に振り返ることである。そして③ Abstract Conceptualization（抽象的概念化；AC）は経験により必要な知識などを概念化することであり，具体的な経験を抽象的な概念として整理する。そのうえで，④ Active Experimentation（能動的経験；AE）として，知識と技術の統合を経てより能動的に経験に臨むというものである。

さらに，この学習サイクルは2つの軸から説明されている。1つ目の軸は，具体的な経験と抽象的概念化を結ぶ認識の軸である。経験に関連する会得（apprehension）と概念的な説明などに関連する理解（comprehension）を結ぶ。2つ目の軸は，内省的観察（intention）と能動的経験（extension）を結ぶ行動変容の軸である。経験を深める内省的観察と概念化から能動的な経験につなげるというものだ。

このモデルに基づいてシミュレーション教育を考えてみると，シミュレー

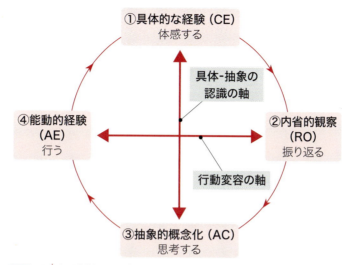

図I-5 経験学習理論の学習サイクルモデル

（Kolb DA：Diagrams of kolb's learning styles. 2006.〈http://www.businessballs.com/kolblearningstyles.htm〉およびKolb DA, Baker AC, Jensen PJ：Conversational learning: An Experiental Approach to Knowledge Creation, Connecticut, CT: Praeger Pub. 2002. をもとに作成）

ションが具体的な経験となり，その経験を振り返ることで知識と技術が統合され，断片的であったり，技術へつながらなかったりした知識が整理される。そして，学習者は，類似した状況下でのシミュレーションに積極的に向かうというサイクルになる。この学習のサイクルを繰り返し行うことで，医療者としての実践力を向上させていくことをシミュレーション教育は目指している。

引用文献

1）Spady WG：Outcome-Based Education：Critical issues and answers. The American association of school administrators, Arlington,Virginia. 1994.
2）溝上慎一：アクティブラーニングと教授学習パラダイムの転換．東信堂；2014．p.7．
3）前掲書2）．p.12-15．
4）文部科学省：新たな未来を築くための大学教育の質的転換に向けて—生涯学び続け，主体的に考える力を育成する大学へ（答申）．用語集．2012．p.37．
5）マルカム・ノールズ著，堀薫夫・三輪建二監訳：成人教育の現代的実践—ペダゴジーからアンドラゴジーへ．鳳書房；2002．
6）山川肖美：第6章　経験学習—D・A・コルブの理論をめぐって．In：赤尾勝己編：生涯学習理論を学ぶ人のために．世界思想社；2004．

3 シミュレーション教育の手法

1 シミュレーション教育でのトレーニングの種類

シミュレーション教育でのトレーニング（学習）は，その特徴から大きく①タスクトレーニング，②アルゴリズム・ベースド・トレーニング，③シチュエーション・ベースド・トレーニングの3つに分けることができる。

①タスクトレーニング

看護基礎教育では，主に基礎看護学領域において行われる。低学年時に習得する体位変換，清潔ケアなどの療養上の世話に関する技術や，酸素吸入，注射，採血などの診療の補助に関する基本的な看護技術，また，各専門領域で行う演習で習得する技術を，原理原則や手順に従ってスムーズに行えるように学生個々が身につけるために行うトレーニングである。専門職者としての基本的なテクニカルスキルの習得である。

②アルゴリズム・ベースド・トレーニング

災害時のトリアージや一次救命処置などのように，ガイドラインに基づいて医療が提供できることを目指すトレーニングである。看護基礎教育では，災害看護の基本的な技術と一次救命処置をまず確実にできるようにすることである。

③シチュエーション・ベースド・トレーニング

臨地実習で受け持つであろう患者の状態や状況を模擬的に再現して，看護に必要な情報の収集とアセスメント，そして，アセスメントに基づいて問題を明確化し一部技術の提供ができることを目指す。実際の患者を想定した教材を通して思考の強化を目指すトレーニングである。フィジカルイグザミネーションのタスクトレーニングや，各領域での技術演習を終えてから行う。

看護基礎教育では，患者の状態が急変したり，複数の患者が同時にいくつもの訴えをするような切迫した状況でのトレーニングは，学生のレディネスからして難易度が高いといえる。タスクトレーニングで身につけた基本的な技術を患者の状況に合わせて使い，患者に負担を与えずに優先すべき情報か

ら効率よく収集できること，そして，思考しながら一部ケアの提供が確実にできるようになることを目指したトレーニングを提供することが望ましい。タスクトレーニングで行った技術をいくつか組み合わせて行うような状況や場面を，臨床での実際を参考にしながら教材化して行うことを勧める。

2 シミュレーション教育における 3つのトレーニングでの学習の流れ

　卒後の継続教育においては，図Ⅰ-6のようにタスクトレーニングを土台にして，臨床で遭遇する状況を教材化したシチュエーション・ベースド・トレーニングを行う。アルゴリズム・ベースド・トレーニングは，専門によりさまざまなコースがあり，各コースの中でタスクトレーニングやシチュエーション・ベースド・トレーニングがプログラムされている。

　一方，看護基礎教育では図Ⅰ-7のように，基本的な技術をタスクトレーニングで身につけることが中心となる。この違いを認識することが，看護基礎教育においてシミュレーション教育を効果的に導入する鍵となる。

①タスクトレーニングとアルゴリズム・ベースド・トレーニングでの学習の流れ

　この2つのトレーニングでは，テクニカルな部分の強化を目指す。教員は，技術を提供する際の根拠や手順を説明したり，正確な技術を学習者に示したりする。また，学生の技術を的確に評価して，学生の技術が向上するために効果的なフィードバックを行う役割も担う。これらのトレーニングで大切なことは，すべての学生が反復練習できるようにトレーニングを設計することである。この2つのトレーニングでの学習の流れを図Ⅰ-8に示す。

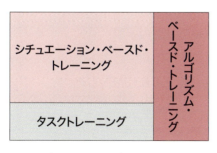

図Ⅰ-6 ｜ 継続教育における3つのトレーニング

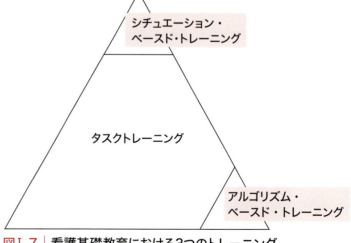

図Ⅰ-7 ｜ 看護基礎教育における3つのトレーニング

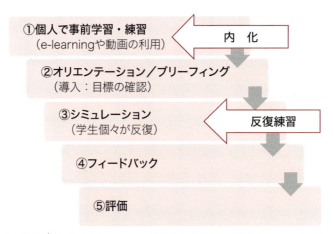

図I-8 タスクトレーニングおよびアルゴリズム・ベースド・トレーニングでの学習の流れ

①「事前学習」では，シミュレーションで練習する技術に関する基本的な知識を学び，動画などを利用して技術の手順や留意点などを事前に学ぶ。このように，学生が知識や技術をインプットすることを「内化」という。

②「オリエンテーション」では，シミュレーションを行う環境や，シミュレーションで使うことのできる物品・モデル・シミュレーターの説明（初めてシミュレーターを触る場合には，実際に触れて，操作方法や取り扱いの注意点などを確認する）を行い，使用できる物品やシミュレーターの操作方法を理解したうえで練習できるようにする。模擬患者参加型の場合には模擬患者の紹介もする。このような全体の説明をオリエンテーションとして行い，次にブリーフィングを行う。「ブリーフィング」では，学習目標や技術に関する知識・手順の確認を代表学生の実演を通して行うなどする。そして，練習方法や所用時間を説明する。ブリーフィングは，次のシミュレーションへの導入となる。

③「シミュレーション」は，ブリーフィングで示された練習の手順に沿って行う。教員は，担当する学生が反復練習できているのか，手順・方法・留意点などで誤っているところはないかなどを確認し，必要であれば指摘したり模範を見せたりする。インストラクターとしてのかかわりに徹する。

④「フィードバック」では，シミュレーションでの反復練習で個々の学生に対して行われたフィードバックの中から全学生に共通する内容を共有する。学生全体として共通してできなかった部分の模範を，教員や代表学生が再度示すこともある。タスクトレーニングやアルゴリズム・ベースド・トレーニングでは最も重要な部分となる。

⑤最後に「評価」について説明する。タスクトレーニングやアルゴリズム・ベースド・トレーニングでは，きちんと学生個々の技術を評価する必要

がある。授業の場合には、科目終了時の定期試験で技術試験を行う。また、看護技術のように多くの技術を学習する科目では、途中に形成的評価を入れながら進むことが重要である。特定の学年にOSCE（Objective Structured Clinical Examination）を設けるのもよい。

　図I-9に授業前・中・後の流れを示す。形成的評価を設けて個々の学生が確実に技術を身につけるためには、授業前の予習方法や教材を具体的に提示すること、授業中に効果的なフィードバックを行うこと、授業後に個人や仲間と練習する場や時間を確保することなどが必要となる。技術については、「使わない技術は忘却する」を前提に、最初に学ぶ科目から卒業時まで、どの科目で技術の想起や評価を継続していくのかを領域を超えて考え、カリキュラムを整備することが必要である。

　教育目標を考える際の参考となるベンジャミン・S・ブルームのタキソノミー（表I-5）は、それぞれ習得するまでの過程を示している[1]。技能は、模倣から自然化まで5つの過程（表I-6）を経て習得していく[1]。看護基礎教育では、巧妙化から精密化まで習得できる技術を各大学で選定し、4年間で継続的に練習と評価の機会を設けるようなカリキュラムを構築することが、卒業時の確かな実践力につながると考えている。

②シチュエーション・ベースド・トレーニングでの学習の流れ

　このトレーニングは、臨床で遭遇する状況や状態を教材として、テクニカルな部分よりノンテクニカルな部分（臨床推論、アセスメント、判断など）の強化を目指す。したがって、患者の状態や置かれている状況を教材とした「シミュレーション」で患者とかかわり（経験）、その後は、シミュレーションでの看護師のかかわりについて、専門的な知識に基づいて仲間とともにディスカッションしながら学んでいく「デブリーフィング」を行う。シチュエーション・ベースド・トレーニングでの学習の流れを図I-10に示す。

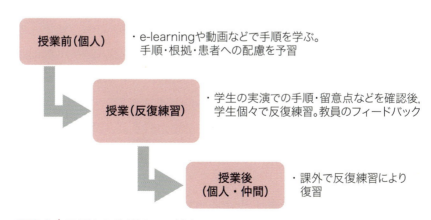

図I-9｜予習から復習までの流れ

表I-5 タキソノミーの段階

6	評 価		
5	統 合	個性化	自然化
4	分 析	組織化	分節化
3	応 用	価値づけ	精密化
2	理 解	反 応	巧妙化
1	知 識	受け入れ	模 倣
	知 識	態 度	技 能

(梶田叡一:教育評価. 有斐閣;1983. p.112をもとに作成)

表I-6 タキソノミーでの技能の段階

	レベル		内 容
技能	5	自然化	どんな状況でも正確に動作ができる。卓越した技能をもっている。
	4	分節化	状況に合わせて動作ができる。例）点滴挿入時にどちらの腕にマンシェットを巻くかなど、状況に応じて、一連の動作の分節ごとに工夫を行い、スムーズな動作ができるようになる。
	3	精密化	一連の動作の正確性が増す。例）血圧測定がいつでも正確に行える。
	2	巧妙化	反復練習によって、単純な場面での一連の動作は手順に頼らなくてもできる。行う時間も短くなり、失敗も少なくなる。例）手順をみなくても血圧測定ができるようになるが、値の正確性に欠くことがある。
	1	模 倣	手順やデモンストレーションを頼りに、何とかまねできる。失敗も多い。

(梶田叡一:教育評価. 有斐閣;1983. p.112をもとに作成)

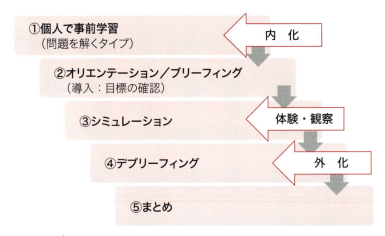

図I-10 シチュエーション・ベースド・トレーニングでの学習の流れ

①「事前学習」では，シミュレーションに必要な疾患・治療・検査・看護などの知識を学習する。e-learning上でクイズを解く，症例ベースの問題を解くなど，問題を解くために調べ，学習しなければならないような事前学習課題の出し方が有用である。また，期末の定期試験と事前学習の評価の割合も，科目が始まる前にきちんと決めておく必要がある。いずれにしても，必ず評価することと，事前学習で得た知識は必ず授業内（シミュレーションやデブリーフィング）で用いるようにすることが重要である。

②「オリエンテーション」では，シミュレーションを行う環境やシミュレーションで使うことのできる物品やモデル，シミュレーターの説明（初めてシ

ミュレーターを触る場合には，実際に触れたり聴診したりする）を行い，シミュレートされた学習環境下で自由に自分の思考に基づいて患者にかかわれるようにする。シミュレーションでのルールがあれば，それも伝える。たとえば，模擬患者とのシミュレーションの場合に「模擬患者さんの血圧の値は教員が口頭で伝えます」「心電図の波形は心電図モニターの画面に貼ってある波形で確認してください」などである。全体の説明をオリエンテーションとして行い，次にブリーフィングを行う。「ブリーフィング」は，学習目標や教材となる患者の背景，シミュレーションで行う課題と制限時間（どんなことをどのくらいの時間で行うか）をわかりやすく説明する，シミュレーションへの導入である。

　③「シミュレーション」では，ブリーフィングで示された課題に沿って学生が患者とかかわる。教員は，シミュレーションの中で学生がリアルに患者とかかわっているような感覚に集中できるようにファシリテートする。たとえば，シミュレーターや模擬患者が表せないような身体の様子や測定値などをタイミングよく学生に伝えるなどである。

　④「デブリーフィング」は，シチュエーション・ベースド・トレーニングでは最も重要な部分である。教員は，シミュレーション中に起こったことを題材にしながら学習目標に沿った問いを発し，それに対して学生は仲間とともに専門的な知識・技術・態度を確認し，事前に得た（内化した）知識を使って自分の理解や思考過程などを言葉や行動で外化しながら，さらによい対応となるためにディスカッションして検討する。シミュレーションの時間の2～3倍かけて行うとされている。

　⑤「まとめ」では，学習目標に沿って自分の到達度や課題が見えたかをまとめる。

③ シミュレーション教育での指導方法

①ファシリテーション

　シミュレーション教育のトレーニングの中でも，シチュエーション・ベースド・トレーニングのように模擬的な学習環境で学生が実際の臨床にいるような経験をするトレーニングでは，教員は，学生の思考と行動に合わせて，シミュレーターや模擬患者では表現できない患者の状態やバイタルサインを伝えるなどの支援をする。これをファシリテーションといい，そのときの教員をファシリテーターという。

　INACSL（International Nursing Association for Clinical Simulation and

Learning）は，シミュレーション教育におけるベストプラクティススタンダードをホームページ上で示している。日本語訳もあり，ホームページからダウンロードすることができる。このスタンダードによると，「ファシリテーション方法は多様で，具体的な方法は，学習者の学習ニーズと期待されるアウトカムによる」とされている[2]。どのような方法を選択するかは理論やエビデンスによるが，大切なことは，学習者のレベル，学習目標，学生が経験する模擬的な状況を踏まえることである。そして，ファシリテーターの役割は，ファシリテーションを通して学習者の技能を向上させることである。具体的には，クリティカルシンキング，問題解決，臨床推論，臨床判断における思考プロセスを探求し，その理論的な知識を臨床の患者へのケアに応用することを促すことであるとしている。スタンダードを満たすための基準を**表I-7**に示す。

　ファシリテーターは，シミュレーションでの学習者の経験に対して責任と管理を負う重要な役割を担っている。よって，ファシリテーターとなる教員は，指導方法の教育を受けスキルを身につけるとともに，継続的に学習し，自らのファシリテーションを評価しなければならない。

②デブリーフィング

　主に，思考過程に焦点をおいたタイプのトレーニングでは，シミュレーションでの経験の後で行うデブリーフィングが最も重要である。デブリーフィングでの進行役は，デブリーファーと称される。

　INACSLのスタンダードでは，デブリーフィングでの学習は経験とリフレクションを合わせたものとされている。その重要性はエビデンスでも明らかにされている。リフレクションについてスタンダードでは，「行動が意味

表I-7｜ファシリテーションのスタンダードを満たすうえで必要な基準

1	有効なファシリテーションには，シミュレーション教育理論に関する具体的な技能と知識を持ったファシリテータが必要である。
2	ファシリテーションのアプローチが学習者の学習，経験，能力のレベルに適している。
3	シミュレーション・ベースの経験前のファシリテーションの方法には，学習者がシミュレーション・ベースの経験のために事前に準備する活動とブリーフィングが含まれる。
4	シミュレーション・ベースの経験中のファシリテーションでは，学習者が期待されるアウトカムを達成するために，（事前に決められた，あるいは予定外の）キューを与えることがある。
5	シミュレーション・ベース経験後や過ぎてからのファシリテーションは，学習者が期待されたアウトカムを達成できるように支援することをねらう。

(INACSLスタンダード委員会：INACSLベストプラクティススタンダード：シミュレーション[SM]，ファシリテーション．Clinical Simulation in Nursing；2016；12, IssueS：S17より)

することや行動の裏側にあることを意識的に考えることであり，既存の知識を使って知識，技能，態度を自分のものとしていく過程」であり，「学習者によって新たな解釈を導き出すことができる」と説明している[3]。

また，スタンダードに沿ったデブリーフィングを行うことによって，学習者の専門家としての自覚や自己効力感を高め，質の高い患者ケアの促進につながるとも記されている。スタンダードを満たすための基準を**表Ⅰ-8**に示す。表の「4」にあるフレームワークとは，デブリーフィングを進めるための枠組みのことである。

デブリーフィングで筆者がよく使う手法を2つ挙げておく。1つは「Plus Delta」であり，シミュレーションでの経験の後によかったところ（Plus）を挙げ，さらによくする（Delta）にはどうするかを学習者に議論してもらうものである。デブリーフィングに慣れていない教員に勧めたい。もう1つは「GAS モデル」である（**表Ⅰ-9**）。デブリーフィングに慣れてから使うことを勧める。

シミュレーションでの経験を通して最善の学習成果を得るためには，デブリーファーがいかにデブリーフィングを支援するか，その技能が重要となる。

デブリーフィングは，シミュレーション教育の中で一番大切な部分である。しかし，実際にシミュレーション教育を導入している先生方からは「学生たちがディスカッションできない」「既習の知識や考えを学生からうまく引き出せない」と悩む声を多く聞く。教員は，デブリーフィングでの支援方法の技能を身につけ向上させる努力をして，学生たちが経験したことをしっかりと省察し，さらによくなる方法について主体的に考えることのできるデブリーフィングを展開してもらいたい。

ドナルド・A・ショーンは，専門分野の知識や技術を学び，これを基に現

表Ⅰ-8 | デブリーフィングのスタンダードを満たすうえで必要な基準

1	ディブリーフィングはその実施能力を持った者がファシリテートする。
2	ディブリーフィングは学習を引き出し，個人的な情報は保護され，信頼があり，開放的なコミュニケーションで，自己分析，フィードバック，リフレクションをサポートする環境で実施する。
3	ディブリーフィングは，シミュレーション・ベースの経験を効果的に振り返ることが出来るよう，シミュレーション中にしっかりと集中できる者がファシリテートする。
4	学習目標に合わせて組み立てられたディブリーフィングの理論的なフレームワークに基づいて行う。
5	ディブリーフィングはシミュレーション・ベースの経験の学習目標やアウトカムと合っている。

（INACSLスタンダード委員会：INACSLベストプラクティススタンダード：シミュレーション[SM]．デブリーフィング．Clinical Simulation in Nursing；2016；12, IssueS：S21-22より）

表I-9 | GASモデル

段階	目標	行動	発問の例	時間の割合
Gather（情報収集）	学習者がシミュレーションで何を考え，どのように感じたのかを聞き出す	・チームリーダーにシミュレーション中のことを話すように促す ・チームメンバーから補足説明などを求める	・皆さん，どのように感じましたか？ **チームリーダー**：何が起きたか話してください **チームメンバー**：追加することはありますか？	25%
Analyze（分析）	学習者が行動を振り返り，分析できるように支援する	・シミュレーション中に起きたことを正確に振り返る ・正しいこと，間違ったことなど，観察したことを挙げる ・学習者が思考過程に気がつけるように，思考過程を明らかにするような一連の質問をする ・学習者が実践を振り返るのを手助けする ・学習者が常に学習目標に向かうようにする	・私は〜に気づいたけれど ・もっとそれについて話してみて ・どのように感じたの？ ・○○の部分についてもっと説明して **ディスカッションの混乱を解消するとき**：大切なことは，誰が正しいかではない，患者さんにとってどうだったかを考えてみよう	50%
Summarize（まとめ）	デブリーフィングセッションで学んだことをまとめて確認し合う	・学習者はチームや個人のよかった点と改善すべき点を確認し合う ・指導者はまとめのコメントをする	・効果的だった点，よかった点を2点ほど挙げてみよう ・あなたやチームの改善すべきところを2つほど挙げてみよう	25%

(O'Donnell JM, Rodgers DL, Lee WW, et al：Structured and supported debriefing. [Computer software]. Dallas, TX；2009.より)

場での経験を繰り返すことで熟達していく従来の専門家像を「技術的熟達家（technical expert）」とし，自らを省みて生涯研鑽し続けることのできる新しい専門家像については，「省察的実践家（reflective practitioner）」と称した。そして，現場で実践する真の専門家は，専門的な講義や知識を現場に反映するだけでなく，次の3つのステップで研鑽し続けると説明している[4,5]。

①現場の実践で遭遇した事象に対して，専門家としての知識を応用しながら，問題をよりよい結果に導く（reflection in action；行為の中の省察）

②問題を解決した後には，そのときに応用した「知識」や「行為」の振り返りを行い（reflection on action；行為に基づいた省察），新たな実践的理論を構築する

③行為に基づいた振り返りにより，自身のプロフェッショナルとしての成長の課題を見出し，次なる学びのステップを設定する（reflection for action；行為のための省察）

基礎教育から常に省察するという習慣をつけることは，きっと将来，臨床で働くようになっても，自分を省察しながら専門職者として実践力を向上することにつながると考える。

さらに，デブリーフィングでの支援の技能は，シミュレーション教育での
デブリーフィングだけに使われるものではない。講義・演習・実習のどこで
も，学生に「今考えたことは？」「今行ったことは？」「今の態度は？」と省
察させて学びを深めるシーンはある。教員がデブリーフィングでの支援のス
キルを身につけ向上させることは，自らの指導力を向上させることにつなが
るといえる。

引用文献
1 ）梶田叡一：教育評価. 有斐閣；1983. p.112.
2 ）INACSLスタンダード委員会：INACSLベストプラクティススタンダード：シミュレーショ
　　ン[SM]. ファシリテーション. Clinical Simulation in Nursing；2016；12，IssueS：S16-20.
　　＜http://janssl.jp/pdf/INACSL-03-S16-S20.pdf＞
3 ）INACSLスタンダード委員会：INACSLベストプラクティススタンダード：シミュレーショ
　　ン[SM]. ディブリーフィング. Clinical Simulation in Nursing；2016；12，IssueS：S21-25.
　　＜http://janssl.jp/pdf/INACSL-04-S21-S25.pdf＞
4 ）ドナルド・A. ショーン著，柳沢昌一・三輪健二監訳：省察的実践とは何か─プロフェッショ
　　ナルの行為と思考. 鳳書房；2007.
5 ）ドナルド・ショーン著，佐藤学・秋田喜代美訳：専門家の知恵─反省的実践家は行為しなが
　　ら考える. ゆみる出版，2001.

4 シミュレーション教育を導入する際のシナリオ（授業計画案）づくり

1 看護基礎教育における授業設計〜授業の組織化とシナリオ（授業計画案）

　シミュレーション教育では，指導の計画を「シナリオ」と称する。これは，シミュレーションで扱う状況や，患者の変化する状態およびそれに対する学生の理想的な動きを記した脚本やあらすじ（script, plot）のようなものとは異なる。

　シミュレーション教育における「シナリオ」とは，効果的なシミュレーション学習をねらって教員が作成する体系化された計画のことを指す。具体的には，学生のレディネス，学習目標，教材となる患者の設定，必要物品，教員の配置・役割，フィードバックやデブリーフィングガイド，評価表など，シミュレーションを導入して行う授業（以下，シミュレーション導入型授業）に必要となるものすべてを含む。看護基礎教育で，教員が作成する授業計画案と同義である。

　教員の中には，「シミュレーターを購入したから／シミュレーションセンターをつくったから，シミュレーションをしなければならない」というように，「シミュレーションを行うこと」を大前提にシナリオ（授業計画案）を考えようとする方がいる。しかし，シミュレーションを導入する際に最も重要なことは，自身の所属する教育機関で，授業設計と授業の組織化がどのように行われているかに立ち返ることである。

　教育は，目的的・計画的な営みであり，各教育機関がその方針を3つのポリシーで示している（p.2参照）。個々の教員が，所属する教育機関の理念やディプロマ・ポリシー，カリキュラム・ポリシーを理解し，担当する科目が担っている役割や，科目の目標とディプロマ・ポリシーとの関係性を熟知して担当する授業の目標を立て，授業設計と授業の組織化のステップで定めた授業形態をどのように進めるかの具体的な計画を立てるのである。1つの授業をシミュレーション導入型授業にする際は，授業設計と授業の組織化に立ち戻って検討してこそ効果的な授業となる。

授業設計と授業の組織化は，以下のステップでなされるとされている[1]。

「Step1」では各教育機関の理念から打ち出したディプロマ・ポリシーに基づいて，各専門領域の目標を決める。「Step2」では，「Step1」で掲げた各専門領域の目標を複数の科目に割り当てる。ここで，各専門領域が担う科目ができあがる。ここまでで，専門科目・専門基礎科目・一般教養科目それぞれの関連を把握しておくことが重要である（**図Ⅰ-11**）。

「Step3」では各科目の目標を定めて，単位，授業回数を決める。そして，学習内容を各回の授業にいかに配分するのか，誰が担当し，どのような授業形態で行うのかを決めていく。シラバスを作成する段階である（**図Ⅰ-12**）。最後の「Step4」は，具体的なシナリオ（授業計画案）を作成する段階となる（図

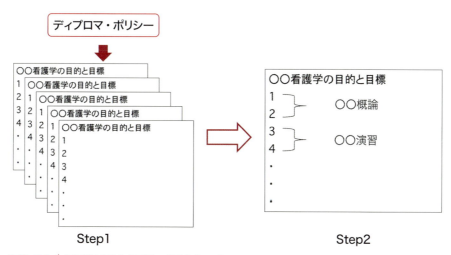

図Ⅰ-11｜授業設計と授業の組織化のStep1・2

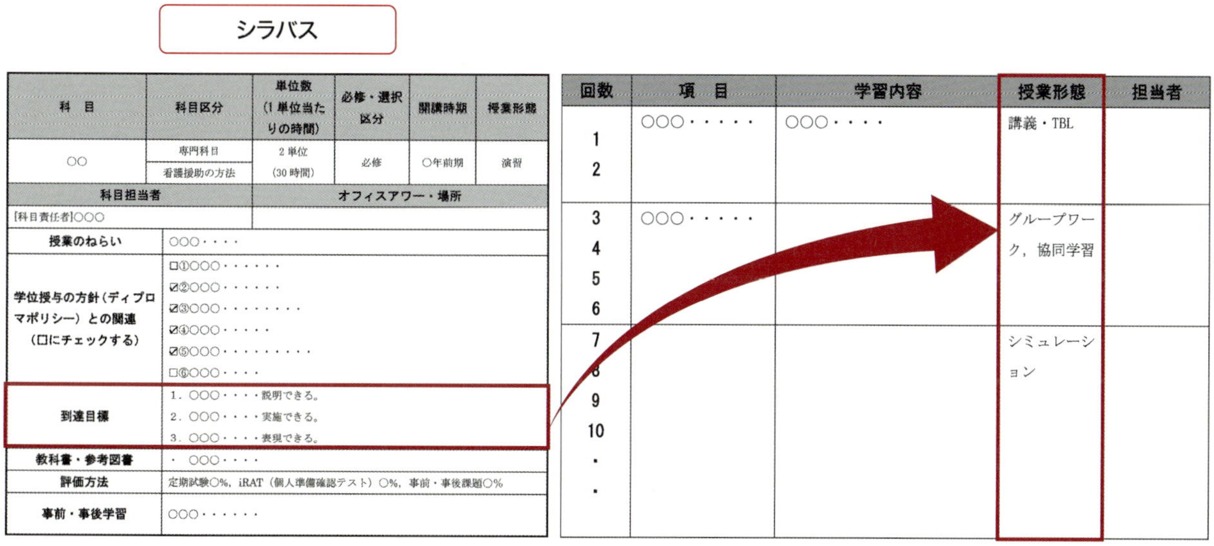

図Ⅰ-12｜授業設計と授業の組織化のStep3

I 看護基礎教育におけるシミュレーション教育導入の考え方

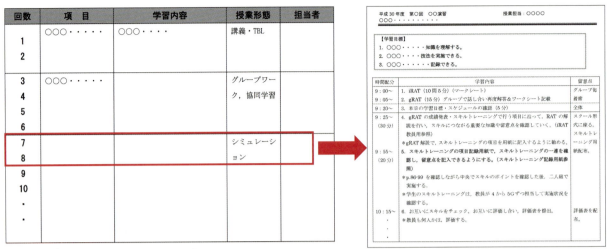

図I-13 | 授業設計と授業の組織化のStep4

I-13)。

以上のようなステップを経て1つの授業がある。ディプロマ・ポリシーで描いた卒業生像をジグソーパズルの完成図にたとえると、1つの授業はパズルの大切な1コマなのである。そのような視点でシミュレーション導入型授業の展開を考えることが重要となる。

2 多様化する授業の形態

前述の「Step3」では、授業の形態を決めなければならない。従来、授業には、講義・演習・実習の3つの形態があるとされてきた。しかし、学生の能動的な学習を引き出すことが重要とされる近年の状況を考えると、教員主導の従来の講義（p.16 表I-4の「タイプ0」）では、限界があると感じる。以下に講義・演習・実習でのアクティブラーニングやシミュレーションの導入について述べる。

①講義

一方向的な知識伝達型の講義を改善し、少しでも学生のアクティブラーニングを引き出す授業形態を考える必要がある。具体的には、協同学習、グループワーク、TBL（Team Based Learning）、PBL（Problem Based Learning）、シミュレーションなどを導入したアクティブラーニング型授業形態である。

筆者の例であるが、それまでテキスト・資料・パワーポイントを教材として講義していたものをシミュレーション導入型授業に変えたことがある。授業内で取り上げる患者を模擬患者に演じてもらい、代表学生何人かにシミュ

レーションで観察やケアを実施してもらう。そのシミュレーションを教材として，患者の状態をアセスメントするために必要な解剖や疾患などの知識や，フィジカルイグザミネーションの技術などを学ぶ課題を学習目標に沿って提示し，学生数名から成るグループでまとめてもらう。その後に，代表グループの発表や全員でのディスカッションを通して全体での学びにつなげる。

　教員は，学習目標に照らして学生同士の学びだけでは不十分な点を補足説明したり，正しいフィジカルイグザミネーションを演示したりする，アクティブラーニング型授業である。

　シミュレーションを導入しなくても，講義の中に「シンク・ペア・シェア」などの協同学習の技法を取り入れるだけで，学生自身や学生同士の学びを引き出すことは可能である。どのような授業形態にするのかは，アクティブラーニング型授業を切り口にいろいろな可能性を考えてみてほしい。

②演習

　演習は，シミュレーション導入型授業とほぼ同義である。基礎教育における演習のほとんどは，タスクトレーニングといえる。ここでは，できるだけ事前に，技術に必要な基本的知識，技術の手順，留意点を学習してくるように求めて，実際の演習では反復練習ができるようにする。

　主要な技術については，教員によるフィードバックと評価を個々の学生に対して行う。シミュレーション教育において学生を能動的学習に導く指導方法を参考に，従来の演習での指導方法を見直したり，卒業後に学生が臨む実際の臨床でどのような技術が求められるのかという視点で，基礎教育で扱う技術の達成度に重みづけをしていく必要がある。

③実習

　実習という授業形態は，看護基礎教育においては，最も重要なものである。学生が学内で習得した知識や技術を実際の臨床で実践し，自己評価を行い，仲間・教員・指導者・クライエントらの評価や支援を受けながら，実践能力を身につけ，向上していく。また，目の前で起きている現象を既習の知識を使って概念化していく過程でもある。そのような経験型学習を通して，個々の学生が自らの課題を見出しさらなる学習を積み上げることで成長していく。

　われわれ教員も，学内での授業では見つけられなかった「きらり」と光る看護の芽を学生の姿から発見することも多い。したがって，実習のすべてをシミュレーション導入型授業に置き換えることはできない。なぜなら，シミュレーションは実際の経験にはなり得ないからである。シミュレーション導入型授業は，あくまで，実際の医療現場でどのように思考し，どのように行動するのかという前段階の準備，実際の臨床での経験後に行う総括，もしくは，実際の臨床で経験できなかった症例をシミュレーションで学ぶといった補完

的な役割を担っているにすぎない。

　学生のアクティブラーニングを引き出すには，さまざまな授業形態がある。いずれの形態をとっても，学生は，単位修得のために，講義や演習前後に一定の時間，授業外で自己学習を行わなければならない。実習の場合は，事前の学習に加えて，実習記録やレポート作成など講義以上の時間を費やすことが必要となる。限られた授業時間で効率よく学生が自主的に学ぶために，個々の学生が行う事前・事後の学習が最も活かせる授業の形態を検討することが重要となる。シミュレーション導入型授業を行うのであれば，「Step3」の段階で，科目の目標に照らして効果的か否かをよく検討して導入することが必要となる。

③ シナリオ（授業計画案）の作成

　シナリオ（授業計画案）の作成について INACSL のスタンダード「シミュレーションのデザイン」[2] では，教員が意図的に，さまざまな教育に関する理論をベースにして作成するものだとされている。そして，理論をベースにした系統的で計画的なシナリオ（授業計画案）でなければ，一貫してアウトカムを得ることは難しいとされる。シミュレーションのデザインの基準を**表Ⅰ-10** に示す。

　シナリオ（授業計画案）作成において重要となる点について以下に解説する。

①アウトカムと目標の設定

　「Step4」では，具体的な授業を計画しシナリオ（授業計画案）を作成することになる。効果的な授業を計画するために役立つのがインストラクショナルデザイン（Instructional Design；ID）であり，その代表的なデザインプロセスは，ADDIE（Analyze（分析）→ Design（設計）→ Develop（開発）→ Implement（実施）→ Evaluate（評価））である。この理論によると，授業計画の始まりは，学生のレディネスや彼らのニーズを分析することとされている。具体的に授業を計画する前に，以下のような点を分析することが大切である。

- ・授業を行うまでの当該科目の授業で学んだ内容と学生の知識や技術の習得度（成績）。
- ・授業を行う科目と関連する他の科目での学習内容と学生の知識や技術の習得度（成績）。
- ・当該科目内での授業後の学習内容と関連科目での学習内容。

表I-10 │ シミュレーションのデザインのスタンダードを満たすうえで必要な基準

1	望ましいシミュレーション・ベースの経験をデザインするための基本的な根拠を提示するために,ニーズアセスメント（何が必要かを評価）を行う。
2	測定可能な学習目標を立案する。
3	シミュレーション・ベースの経験のねらい,理論およびモダリティ（使用する器材やシミュレーション・ベースの経験のタイプ）に基づいてシミュレーションの形式を構築する。
4	シミュレーション・ベースの経験のための状況を提供するシナリオまたはケース（事例）をデザインする。
5	忠実度は,必要とされる現実感を作り出すように様々に工夫する。
6	常に,学習者中心で,目的,学習者の知識や経験のレベルそして,期待されるアウトカムに沿った支援とする。
7	ブリーフィングからシミュレーション・ベースの経験の学習を始める。
8	シミュレーション・ベースの経験に続けてディブリーフィングやフィードバックを行い支援する。
9	学習者,ファシリテータ,シミュレーション・ベースの経験,施設および支援チームの評価を含める。
10	シミュレーション・ベースの経験での目的を達成し,期待されるアウトカムを得るために,学習者の能力向上に役立つ準備教材や資源を提供する。
11	本格的に実施する前に試験的にシミュレーション・ベースの経験の一連を行う。

(INACSLスタンダード委員会：INACSLベストプラクティススタンダード：シミュレーション[SM].シミュレーションのデザイン.Clinical Simulation in Nursing；2016；12,IssueS：S6より)

・授業を受ける学生の学習姿勢や,学年全体（少人数で行う場合には,グループ）の学習姿勢。

これらを分析して,授業を受ける学年の学生観を教員がまとめる。

次に,この学生観と「Step1」からの流れを念頭に,当該科目の目標から担当する授業の目標を具体的に立案する。INACSLのスタンダードでは,「学習成果および学習目標」[3]で,**表I-11**の2つを基準としている。そして,シナリオ（授業計画案）に不可欠な要素は学習成果（アウトカム）であるとし,目標立案に先んじて,**表I-12**に示す「カークパトリックモデル」を参考にアウトカムの評価方法を決めることが必要であるとしている。

また,目標については,アウトカム達成を導く重要なものであるとして,ベンジャミン・S・ブルームの「タキソノミー」（p.22参照）に基づいて,評価するために測定可能なものとすることや,ジョージ・T・ドランが提案したフレームワーク「S.M.A.R.T.」（**表I-13**）の利用を勧めている。授業の目標は,フィードバックの視点やデブリーフィングでの発問にもつながるので,シナリオ（授業計画案）を作成する際には,最も重要な部分となる。

さらに,授業の目標は,学生と共有すること,学生が興味をもって学習に臨むようなものであることも大切である。構成主義に基づいた教育論を展開

表I-11 | 学習成果および学習目標のスタンダードを満たすうえで必要な基準

1	シミュレーション・ベースの経験での活動やプログラムでの期待されるアウトカムを決める。
2	期待されるアウトカムに基づいた学習目標をS.M.A.R.T.で立案する。

(INACSLスタンダード委員会：INACSLベストプラクティススタンダード：シミュレーション[SM]．学習成果および学習目標．Clinical Simulation in Nursing；2016；12, IssueS：S14より)

表I-12 | カークパトリックモデル

	レベル	内容と評価のコツ
1	Reaction（反応）	トレーニングに対する学習者の満足度を測定する。トレーニング後のアンケートや，意見・感想を書いてもらうなど，学習者の研修の反応を評価する。
2	Learning（学習）	トレーニングから得られた知識，技能，態度（KSA：Knowledge, Skill, Atitude）を測定する。学習した内容について，知識テストや実技試験で習得度合いを測定する。
3	Behavior（行動）	トレーニングの結果として生じた行動変容を測定する。受講者へのヒアリングや学習・仕事への取り組み方などを部署の管理者や指導者に評価してもらう。
4	Results（結果）	品質や安全性の改善，生産性・収益の向上，職員の離職率低下といったトレーニング後の費用対効果の向上。

(R.M.ガニェ・W.W.ウェイジャー・K.C.ゴラス，他著，鈴木克明・岩崎信監訳：インストラクショナルデザインの原理．北大路書房；2007．p.398-399をもとに作成)

表I-13 | S.M.A.R.T.

Specific（具体的であること）	厳密に，何を誰のために行おうとしているか。
Measurable（測定可能であること）	定量化可能で，われわれが測定できるか。
Achievable（達成可能であること）	われわれが利用できるリソースとサポートを用い，かつ決まった時間枠内で実施できるか。
Realistic（現実的であること）	望ましい目標またはアウトカムに影響を及ぼすか。
Time phased（時間軸があること）	この学習目標はいつ達成されるか。

するジョン・ケラーの「ARCS＋Vモデル」（**表I-14**）が参考になる[4-6]。

②教材と忠実度の選定

　シミュレーション導入型授業で，教材や環境の準備をするのに重要となる概念が「Fidelity（忠実度）」である。Fidelityとはシミュレーションの本物らしさ，忠実度のことで，おおよそ，高・中・低に分類される。

　High Fidelityは高い忠実度であり，本物そっくりに環境や教材を準備することである。病室と同じ環境で模擬患者にかかわるようなシミュレーションなどがそれにあたる。基礎教育では実施されないが，臨床のチームトレーニ

表I-14｜ケラーのARCS＋Vモデル

Attention（注意）	「おもしろそう」学習者の好奇心を刺激する
Relevance（関連）	「やりがいがありそう」学習内容が学習者のニーズに関連する
Confidence（自信）	「やればできそう」学習課題を達成できると思える
Satisfaction（満足）	「やってよかった」学習課題に満足な結果を予想する
Volition（意志）	「やりたい，やり続けたい」学習への意志が働く

ングなどでは実際の現場で行うIn Situシミュレーションというものもある。

Medium Fidelityは中程度の忠実度である。実際の病室ではなく，実習室やラボを病室や処置室に見立てて，パソコン制御でバイタルサインが測定できる程度の中機能のマネキンを使うようなシミュレーションがこれにあたる。

また，Low Fidelityは忠実度が低いことを表す。学校の教室や会議室で，コンピューター制御のないマネキンや身体の一部を表現したモデルなどを使って，ほとんどが見立てで行うようなシミュレーションがこれにあたる。机上トレーニングもこれに属する。

Fidelityを考えるときに重要なのは，実物に似せることではなく，学生に提供する学習環境や教材の忠実度が目標を達成するのに十分なものかを検討することである。目標に照らして学生にどのような経験をしてもらいたいかを大切にして，以下の視点で忠実度を考えてほしい。常に念頭におくべきは，学生の心理的忠実度である。提供された学習環境下で，学生が本気で経験し，その経験が学びにつながることが最も重要な点である。

- **部屋や場面の忠実度**：病室・外来・ナースステーションなど
- **患者の忠実度**：高機能から低機能のシミュレーター，身体の一部を表現したモデル，模擬患者など
- **物理的忠実度**：部屋や場面以外の音，光，医療機器の作動など
- **心理的忠実度**：ストレスや緊張度があたかも本当の臨床のように感じるようなもの

シミュレーションを行う場については，以上のような忠実度を考慮した環境とシミュレーターなど必要なものを決める。忠実度を高めることが必ずしもよい学習につながるわけではないと前述したが，これは，シミュレーター選びにも通じる。「シミュレーション教育は，シミュレーター教育ではない」ということもシナリオ（指導計画案）を作成するのに重要な概念である。

学習や評価の目標・目的に合わせて，教材を選ぶことが大切になる。目標によっては，学生同士や模擬患者でもよいであろうし，身体の一部を表現したモデルでも十分に学習目標を達成できる。シミュレーターを使う場合にも

低機能から高機能まで用途に応じて選定する。以下に，現在シミュレーション教育で使われているシミュレーターの種類とその特徴を挙げる。

- **低機能シミュレーター**：人体の一部を再現したものやマネキンタイプのものがある。基本的にコンピューターによる制御がないものを指す。看護基礎教育用のモデルもあり，手技のトレーニングや一時救命処置，日常生活援助などの学習に利用できる。

- **中機能シミュレーター**：コンピューター制御ができ，心音，呼吸音などのサウンド再現や，バイタルサインの測定ができるものもある。また，日常の看護処置などのトレーニングが可能なものもある。さらに，身体の一部，胸部や上半身のみの形状で，呼吸音や心音の再現に特化したシミュレーターなどがある。ほとんどの場合，看護基礎教育のシミュレーションではこの程度までを備えておけばよいであろう。

- **高機能シミュレーター**：コンピューター制御の中でも中機能型と比べてより複雑な患者の状態や薬物の生体反応をモニターで再現できるもの。看護基礎教育では，限られた周手術期や救命領域などのトレーニングで使うことがある。

以上のようなシミュレーターがない，または，学生の人数に比べて不足しているなどの教員の言葉を耳にすることがある。しかし，どのような教育機関でも，シミュレーション導入型授業は教員の工夫次第で効果的に展開できる。そのために，授業設計と授業の組織化のステップをしっかり理解して進むことが重要なのである。

看護基礎教育課程では，シミュレーターよりも，模擬患者参加型のシミュレーションで，世代の異なる他者とどのようにかかわるのか，言葉や態度はどのようにしたらよいのかなど，デブリーフィングや模擬患者からのフィードバックにより，世代や文化などの視点で他者とのコミュニケーションを学ぶことにも意義がある。また，他者にどのように触れるのか，どのように見るのか，どのように聴くのかなど，五感を使って他者をとらえることもシミュレーターで学ぶのは難しい。現在，多くの教育機関で模擬患者参加型授業が増えている。基礎教育でどのような教材を精選して使用するのかも，すべては目標に準ずるのである。

③テストランとシナリオ評価

「シミュレーションのデザイン」の基準（**表Ⅰ-10**）にもあるように，シナリオ作成の最後にはテストランを行う。テストランには以下の2種類がある。

- **αテスト**：教員間で学生役を決めて，シナリオをテストランする。主に全体的な流れや環境・物品について検証する。

- **βテスト**：実際に行う学生より1～2学年上の学生にお願いして，シナ

リオをテストランする。ここでは，目標，患者の状況，学生に求めるシナリオ（授業計画案）内の課題や時間の配分，デブリーフィングの内容と時間，教員のかかわり方などについて検証する。

2つのテストランの後にシナリオ全体の最終的な調整を行い，本番の授業へと進む。

βテストが行えない場合もあるが，αテストまでは必ず行うように心がける。また，かかわった教員全員で授業後に振り返りを行い，事前学習，ブリーフィング，シミュレーション，デブリーフィングでの教員のかかわりについて，次回・次年度の授業のために改善点を挙げブラッシュアップする。授業

表I-15 | 教員用シナリオ評価表（シチュエーション・ベースド・トレーニング用）

【事前学習・ブリーフィング】	
1	事前学習の量と内容は適切であった
2	目標は学生のレディネスに合っていた
3	学生は，環境，医療機器，医療材料などのシミュレーション中の使用方法と，シミュレーターや模擬患者への対応のルールなどを理解して学習に臨めた
【シミュレーション】	
4	課題，シミュレーションの内容は目標に準じて妥当であった
5	シミュレーションの時間は妥当であった
6	シミュレーションの環境，医療機器，物品に問題はなかった
7	シミュレーション中の教員のかかわり（値を出すタイミング，状況の補足など）は，学生をシミュレーションに集中させるものであった
【デブリーフィング】	
8	デブリーフィングの環境（椅子などの配置も含む）は適切だった
9	学習の目標を学生間で共有してデブリーフィングを始められた
10	学生は仲間とともにシミュレーションでの思考，行為，態度を思い出し，よかった点，改善したらよい点，不足していた点などを十分に議論できていた
11	学生は，事前学習課題や資料を使用して，知識や根拠についても学習が行えた
12	教員は，学生が議論し合えるような質問（発問）や支援を提供できた
13	シミュレーションを行った個人の評価に陥らないデブリーフィングができた
14	学生は，教員の詰問などにより過度な緊張を強いられるようなことはなくデブリーフィングができた
15	学生は，次につなげるための知識，行為，態度などをまとめることができた
16	デブリーフィングの時間は適当であった
【全体的】	
17	教員間で統一した指導を行えていた
18	教員間の連携は図られていた

（阿部幸恵：看護のためのシミュレーション教育―はじめの一歩ワークブック（別冊シナリオ集），第2版，日本看護協会出版会；2016，p.34をもとに作成）

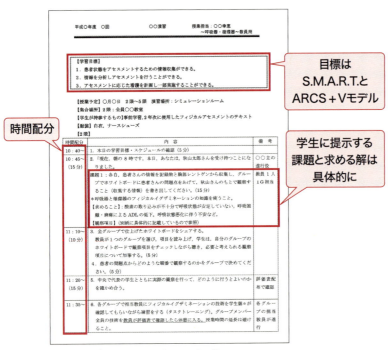

図Ⅰ-14 | 授業計画案の評価①

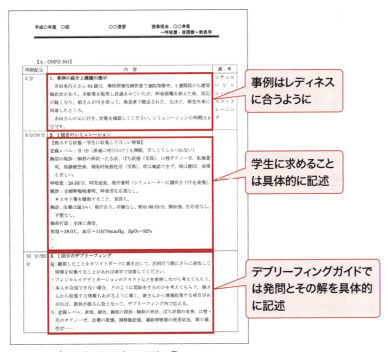

図Ⅰ-15 | 授業計画案の評価②

を評価する際の視点としてシチュエーション・ベースド・トレーニング用の評価表[7]を表Ⅰ-15（p.37）に示す。

　多くの教員が「デブリーフィングでの学生のディスカッションが活発でない」「引き出し方が難しい」とデブリーフィングでの支援に困難感を示す。

要因として，シナリオ（授業計画案）のデブリーフィングガイドが発問だけ
の羅列であったり，学生に求めるアウトカムが具体的に記載されていなかっ
たりすることが考えられる。シミュレーションで学生に期待する思考や行動，
デブリーフィングで学習してもらいたい具体的内容を導き出す発問と，学生
に求める答えなどが，誰が読んでも理解でき，指導できるように記載されて
いるかといった視点でシナリオ（授業計画案）を評価すると，ブラッシュアッ
プの糸口やコツがつかめるだろう（図Ⅰ-14，Ⅰ-15）。

引用文献

1）杉森みど里・舟島なをみ：看護教育学．第5版．医学書院；2012．p.230-231.
2）INACSLスタンダード委員会：INACSLベストプラクティススタンダード：シミュレーション[SM].
シミュレーションのデザイン．Clinical Simulation in Nursing；2016；12, IssueS： S5-12.
＜https://member.inacsl.org/files/SOBP% 20Translation/Japanese/INACSL_SOBP_Combo.pdf＞
3）INACSLスタンダード委員会：INACSLベストプラクティススタンダード：シミュレーショ
ン[SM]．学習成果および学習目標．Clinical Simulation in Nursing；2016；12, IssueS： S13-15.
＜http://janssl.jp/pdf/INACSL-02-S13-S15.pdf＞
4）鈴木克明：魅力ある教材設計・開発の枠組みについて—ARCS動機づけモデルを中心に．教
育メディア研究．1995；1（1）：50-61.
5）鈴木克明：「学びたさ」の設計を支える研究の動向．第16回日本教育メディア学会年次大会
発表論文集．2009．p.119-120.
6）鈴木克明：ARCSモデルからARCS-Vモデルへの拡張．第17回日本教育メディア学会年次大
会発表論文集．2010．p.115-116.
7）阿部幸恵：看護のためのシミュレーション教育—はじめの一歩ワークブック（別冊シナリオ
集）．第2版．日本看護協会出版会；2016．p.34.

I 看護基礎教育におけるシミュレーション教育導入の考え方

5 学年進行に合わせたシミュレーション教育の導入

　学年進行に合わせたシミュレーション教育の具体的な導入例とそのシナリオはPart ⅡおよびPart Ⅲで紹介するが，ここでは学年進行に合わせたシミュレーション教育導入のための基本的な考え方について，学生のレディネスに基づき説明する。

　レディネスとは，学生の知識・態度・技能・健康状態・過去の経験など，学習するうえでの準備状況のことであり，教員は学生のレディネスを理解したうえでシミュレーション教育を導入する必要がある。

1 ｜ 看護基礎教育におけるシミュレーション教育のステップ

　シミュレーション教育を導入するためには，ベンジャミン・S・ブルームが示す学習過程の3領域[1]「あたま（認知的領域）」「こころ（情意的領域）」「からだ（精神運動的領域）」において，学生の準備が整っている必要がある。つまり，1年次のシミュレーション教育は「自ら課題を見つけ解決する」ということに，心身ともに順応しなければならない段階といえる。

　これまでの日本の初等・中等教育は，知識の伝達という受動的な講義スタイルを中心に展開されてきた。一方で，時代の変革とともに，学校によっては初等教育からディベートやディスカッションなどのアクティブラーニングを取り入れる取り組みも増えてきている。

　その結果，1年次の学生の中でも自ら課題を見つけるよう指示された場合には「課題となるべきテーマを発見し，考えることができる」者もいる。しかし，多くの学生は看護基礎教育課程入学時には「知識や技術を習得するために」授業に出席し，教授してくれるのを待っているのだ。そのためシミュレーション教育導入となる1年次に取り組むことは，学生の学習に対する受動的な意識を能動的な意識へと変えていけるような教育の導入であると考える。

　シミュレーション教育導入時に教員がぶつかる最初の壁として，「学生がデブリーフィングで発言しない。ディスカッションが進まない」「デブリー

フィングでシミュレーションを体験した学生と教員との1対1の問答になってしまう」「大勢の学生の前でシミュレーションを行う学生が行動できない，行動が止まってしまうときのファシリテーションが難しい」などがよく聞かれる。これらの原因としては，学生がシミュレーション学習に取り組むまでの準備が整っていない，つまりシミュレーションを実施するための知識・態度・技能や思考が身についていないのではないかと推察する。H・スコット・フォグラーは，問題解決の創造的なステップ[2]を示している。具体的には「学生が学習に興味をもつ」「課題を明確にする」「解決策を考える」「解決策を1つにまとめる」「解決策を実行する」「結果を評価する」である。このような学習に必要な構成要素をシミュレーションを用いて教育するためには，教員が学年進行かつ学生のレディネスに合わせたシミュレーション教育を設計し導入することが重要となる。

シミュレーション教育を学年進行に合わせて段階的に導入するためには，学生のレディネスに応じて5つのステップを踏む必要があると考える（図I-16）。

② STEP1：シミュレーション教育導入のための準備

①1年次からアクティブラーニング型授業を導入

東京医科大学医学部看護学科（以下，本学）のカリキュラムでは，1年前期の看護専門科目である「看護学概論」「健康生活支援論」にてシミュレーション教育導入のSTEP1に取り組む。前項で述べたように，シミュレーション教育導入の準備段階として学生の「教えてくれるのを待つ」という意識をSTEP1で変革させる必要がある。

学生は，自ら課題を見つけるよう指示された場合には，課題を発見し解決するために調べる／ディスカッションするという方法から多くのことを学べるということに，まずは気づく必要がある。つまり，シミュレーション教育STEP1としてTBL（Team Based Learning），少人数でのディスカッション，自分の考えをまとめて人前でわかりやすく発表するなどのアクティブラーニングを導入することで，学生が学習に取り組むための知識・態度や思考を身につけることを自ら実感することを目指す。

しかし，TBLをはじめとするアクティブラーニング型授業においては，従来の学習スタイルと異なることから，学生は，はじめのうちは「教授されていない」ことを懸念する場合もある。教員は，学生がアクティブラーニング型授業の効果に気づくことができるように，根気よく彼らの学習を支援す

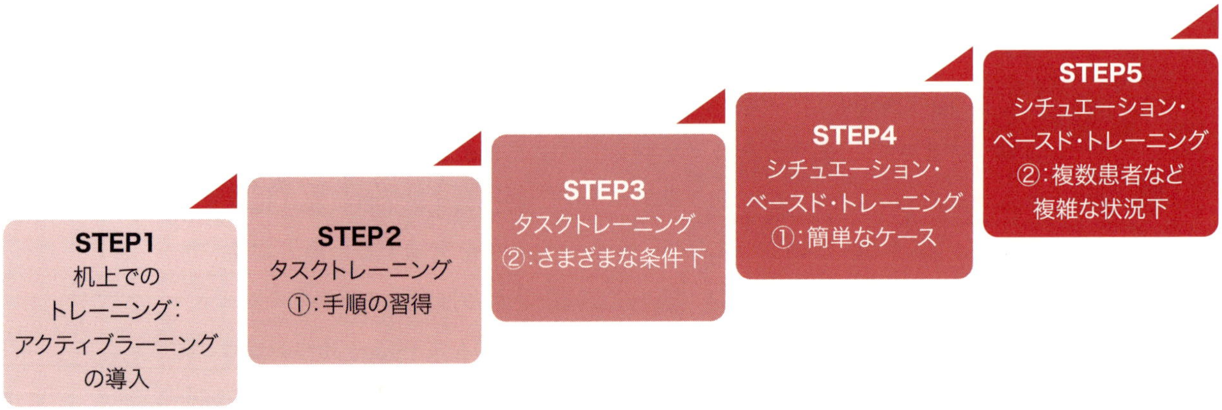

図I-16 看護基礎教育におけるシミュレーション教育のステップ

STEP1
机上での
トレーニング：
アクティブラーニング
の導入

STEP2
タスクトレーニング
①：手順の習得

STEP3
タスクトレーニング
②：さまざまな条件下

STEP4
シチュエーション・
ベースド・トレーニング
①：簡単なケース

STEP5
シチュエーション・
ベースド・トレーニング
②：複数患者など
複雑な状況下

ることが必要となる。具体的には，授業の前の事前学習を具体的に提示すること，学生が理解しやすく学ぶ意欲がわくような学習目標を立案すること，学生が興味とやりがいをもちながら自らの力で進めることが可能な課題を作成すること，学生がどのようにしてその結論に至ったかについての論理を検証しわかりやすく解説することなどが挙げられる。

　シミュレーション教育STEP1ではTBLをはじめとするアクティブラーニング型授業を展開し，学生がシミュレーション導入型授業にスムーズに取り組めるように学び方を学ぶ重要な準備段階としていくことが重要である。

②実習でのシャドウイング経験を概念化するグループワークの導入

　本学では1年前期が終わる時期（7〜8月）に「看護初期実習」「健康生活支援論実習」を開講する。「看護初期実習」は大学病院の病棟で，「健康生活支援論実習」は地域の施設（デイケアセンター，高齢者施設，保育園などさまざまな場）で行う。どちらも，学生5〜6名が各病棟・施設などに配置される。

　学生は，配置された場でシャドウイングを行い，看護職者とクライエントのかかわり，看護職者と多職種とのかかわりを見学する。また，指導者の支援を受けて患者とコミュニケーションを図る。このような体験から，学生は，看護の対象となるクライエントについてやクライエントの療養する環境について，また，看護職者や多職種の役割などについて学ぶ。学生たちは，それぞれ異なる場で学ぶため，各実習場所での学びを学生全体で共有することをねらい，実習最終日にグループワークを実施している。

　「看護初期実習」の最終日では，教員が作成した動画教材（病棟で日常的に行われている看護職者の生活援助の場面）を全員で視聴し，実習目標に基づいてグループディスカッションを，その後に病棟の指導者や教員も交えた全体でのディスカッションを行う。グループごとのディスカッションでは，前期に学んだ「看護学概論」などの知識も使って，動画で提示された援助内

容から課題を見つけ，その解決策，看護職者の役割を実習での学びと結び付けてまとめ，全体への発表内容を考える。全体ディスカッションで各実習場所での学びを共有することで，学生は新たな視点を発見し，自身の学びを深めることができたと考える。

学生にとって，実習でのシャドウイングや実際に体験したことを，すぐに実習目標に照らして既習の知識と結び付けて理解することは難しい。実習場所とは切り離した環境で，動画教材などを使い，彼らが見たであろう病棟での場面や体験を想起できるように支援することが，実習での体験を概念化するうえで重要なこととなる。

「健康生活支援論実習」の最終日では，ワールドカフェ方式のグループワークを行った。具体的には，以下のように進めた。

- 学生が5〜6人座ってディスカッションできるようなテーブルをグループの数だけ設営する。
- 各テーブルにディスカッションのテーマを書いた紙や模造紙などを準備する。
- 各テーブルのテーマは実習目標の中の1つとし，テーブルごとに異なるテーマ（目標）とした。
- 学生は，決められた時間内で，提示された実習目標に即して，各実習場所で学んだことについてディスカッションしてまとめる。
- 制限時間が来たら，最初にディスカッションしていたテーブルを離れて，異なるテーブル（テーマ）にシャッフルして移動する。
- 移動した先のテーブルには，異なるテーマ（目標）が提示されているので，1回目とは異なるメンバーが，前回の学生たちのディスカッションを引き継ぐかたちでさらにディスカッションして2回目のまとめを行う。
- 制限時間が来たら，同じように異なるテーブルに移動してディスカッションしてまとめる。
- 3回目のディスカッション後は，そのテーブルで1回目から3回目まで議論されたことをまとめて発表する。

実習目標一つひとつについて，異なる実習場所での学びを出し合いながら多くの仲間とディスカッションして共有するとともに，全体でも共有することで，何を目的・目標とした実習であったのかを改めて整理することができた。

経験したことを既習の知識に照らしながら仲間と自由に議論して意味づけしていくといった学習がSTEP1のねらいである。このような学習を低学年で十分に行い，学生が自由に発言し，仲間と学びを共有して学びを深めるプロセスを実感できることが，この先のシミュレーション教育のステップでの学びを効果的にする。

I 看護基礎教育におけるシミュレーション教育導入の考え方

3 | STEP2：技術演習の進め方 〜技術の模倣から巧妙化へ

　本学の1年生は，後期に開講される「健康生活支援論演習」において，初めて看護技術を学ぶ。この科目では，動画やテキストを参照して何とか技術を行える模倣レベルから，何に頼らなくても手順に沿って「できる」という巧妙化を目指す。つまり，ここでの学習は，**図Ⅰ-16**のSTEP2タスクトレーニング①にあたる。主な前提科目は，技術に必要な知識を学ぶ「健康生活支援論」である。この前提科目ではTBLを導入し，学生同士で議論し学び合うというSTEP1の学習を展開している。学生は，この前提科目で身につけた学習スタイルでSTEP2の演習に臨むことになる。

　「健康生活支援論演習」の進め方は**表Ⅰ-16**のとおりで，2限（90分×2限＝3時間）を1回と考え，この構成を15回繰り返す。進め方の特徴は，授業で学習する技術についてはタスクトレーニングを反復する時間を確保すること，学生が集中できるように教員が巡回し個々に指導すること，技術に必要な知識・根拠・留意点については適宜教員が作成したワークブック（視

表Ⅰ-16 ｜「健康生活支援論演習」の各授業の進め方

タイミング	形態	内容	目的
授業前	個人	事前課題に取り組む	学生個々がテキストや技術のe-learning教材を活用して教員作成のワークブックに取り組み，授業の準備を行う。
授業中	個人	知識に関する確認テスト	個人の知識の授業準備状況を確認する。本時限に臨むためのレディネスの確認。
授業中	全体	学習目標の共有と事前学習（技術の手順・根拠・留意点）の確認	数名の代表学生が一連の技術を行い，教員は学生全体に発問し手順・根拠・留意点を確認することで事前学習の内容の統一を図る。
授業中	個人	学生ペアによるタスクトレーニングを繰り返す／教員が巡回し指導	模倣ができる。
授業中	個人	評価表を使用して学生同士で評価・フィードバック	模倣から巧妙化へ進める。
まとめ	全体	代表学生が全員の前で一連の技術を行う	反復練習の成果を確認する。
まとめ	全体	デブリーフィング＋教員の演示	課題・改善点を見出す。
授業後	個人	事後課題と個人練習に取り組む	模倣から巧妙化へ進める。

覚的に技術がイメージしやすいもの）で確認し合えるようにしていること，評価表を使い学生同士が評価し合って互いの課題に対する解決策についてディスカッションしながら練習するように支援していることなどである。また，教員が協議して決めたいくつかの技術については，教員が学生の技術を定期試験までに評価し，最終評価にも含むようにしている。

このような方法を1年後期の半年間継続することで，学生が授業前の事前学習で得た知識や技術が授業での反復練習の充実につながり，また，授業で自己の課題を明確にすることや評価を受けることが，課外での主体的な自己練習に向かわせ，技術を定着させると考えている。STEP2 タスクトレーニング①では，初学者が根気よく技術の反復トレーニングができるように授業を計画することが教員の重要な役割となるであろう。

4 | STEP1・2・4：「フィジカルアセスメント」の効果的な進め方

2年前期に開講する「フィジカルアセスメント」の科目では，1年次に学んだ解剖学などの関連知識を想起してクライエントの状態をアセスメントするインタビューの技術や，フィジカルイグザミネーションの技術の習得に加えて，収集した情報を分析しアセスメントするという思考過程を学ぶ。そのため，STEP1 として TBL で基本的な知識を学び，STEP2 としてタスクトレーニング（インタビューやフィジカルイグザミネーションの技術）の反復を行い，それらを踏襲して STEP4 にあたる簡単なケースでのシチュエーション・ベースド・トレーニングに進むように計画されている。STEP4 にあたるシミュレーションでは，以下のような学習の流れとなる。

①教員から提示された紙面上の患者情報から，どのようなインタビューやフィジカルイグザミネーションを行えばよいのかをグループメンバーで考えてまとめる。

②代表の学生数名が順番に①で考えたことをシミュレーションで行ってみる。患者役は，患者の状態によってシミュレーターや模擬患者（教員が演じる）となる。実施しない学生は，観察し，収集した情報を書きとめる。

③グループごとのデブリーフィングで，技術は正確にできたか，さらに収集する情報はないかをテキストなどで確認しながらディスカッションしてまとめる。①でどのような情報を収集するのかをまとめていても，学生がすぐにそれらを行動に移すことは難しいので，②で情報収集が不十分でもここで気づくことができたり，再度学習できればよい。

④②と③を再度繰り返し，一度で一連の情報収集ができるように技術をブ

ラッシュアップしていく。

⑤代表の学生が情報収集の一連の流れのシミュレーションを行う。

⑥⑤で収集した情報をデブリーフィングで分析・アセスメントし，看護援助を考える。

このSTEP4は，シミュレーション・ベースド・トレーニングを通しての思考過程のトレーニングである。また，アセスメントについて文章で表現してもらうことで，学生自身の思考を言語化し他者に伝えるトレーニングとなる。さらに，アセスメントから必要な看護援助を考えることを学生に課すのは，看護援助は，そこに至るまでの思考過程が重要であることを初学者の段階から理解してもらい，習慣化することをねらっているからである。

前述の学習の流れでも述べたが，2年次の学生が，TBLで得た知識とタスクトレーニングで習得した個々の技術を一連の流れでイメージすること，イメージした内容を自らの知識・技術・態度・思考を活用し模擬的なシチュエーション下で実践することが非常に困難なステップアップだということを，教員は常に念頭において支援しなければならない。

学生に提示する患者の状態や状況の難易度が高い場合には，あえて，一連の行動を分割したシチュエーション・ベースド・トレーニングを展開する方法もある。一連の流れとして実践することが難しい学生であっても，分割した実践を何度か繰り返し最終的に統合させることで，一連の流れとしてのシミュレーションを実践できるようにするという方法である。分割したシミュレーションの進め方の例を**表I-17**に示す。ある症状を自覚して外来を受診した患者のアセスメントを行うという状況を想定したものである。面接・視診・触診・打診・聴診と分割してシミュレーションとデブリーフィングを行う。学生のレディネスに合わせてこのような方法をとることで，1回のシミュレーションは数分で終わり，実施している学生が過緊張になったり，思考が停止して全く行動できなくなったりする状況を避けることができる。

表I-17 | 分割したシチュエーション・ベースド・トレーニングの進め方の例

回数	シミュレーションの内容	
1回目	面接	＋デブリーフィング
2回目	1回目の補足の面接と面接しながらできる視診	＋デブリーフィング
3回目	視診と触診	＋デブリーフィング
4回目	打診と聴診	＋デブリーフィング
5回目	面接・視診・触診・打診・聴診の一連の流れ	＋デブリーフィング

5 STEP1・3・4：「看護過程」「看護基礎実習」での思考過程と看護行為の言語化

　2年後期には「看護援助論Ⅱ（看護過程の展開）」が開講し，それに続くかたちで，後期の最後に「看護基礎実習」となる。この実習で，2年次の学生は初めて患者を担当し，看護過程の展開を行い，それに沿って看護援助の実践を体験する。これは，1年次に習得した技術を単に手順通り実際の患者に行ってみる実習ではない。教員は，看護過程（思考過程）と臨床で患者に提供する援助がつながっていることを学生が理解できるように，実習前から計画的に学びを支援しなければならない。

　本学では，前述した2年前期の科目「フィジカルアセスメント」は，「看護基礎実習」を見据えた展開としている。特に「フィジカルアセスメント」の科目で大切にしているのは，情報を収集するインタビューやフィジカルイグザミネーションの技術の習得だけではなく，収集した情報をどのように分析・アセスメントし，表現できるようになるかという点である。

　多くの学生が「アセスメント」に苦労する。観察した状態や患者の訴えを書き並べ，文末に「心不全状態」と記載するような学生も多い。収集した情報が何に起因したものなのか，予測されることは何か，心身の状態がどのように患者の生活に影響しているのかなどの視点で分析することは，学生にとってかなり難しい。おそらく，分析するためには，既習の多様な知識を使わなければならないからであろう。そのため「フィジカルアセスメント」では，授業内および事後学習において，学生が仲間とともにあるいは個人で患者情報の分析・アセスメントを行い，文章にする学習を意図的に課している。

　このような「フィジカルアセスメント」に続く「看護援助論Ⅱ」では，1ペーパーペイシェントを2回の授業で完結させ，全8回の授業で4つのケースを展開した。これが，STEP1にあたる。「看護援助論Ⅱ」に続く「看護基礎実習」を効果的な学習にするには，看護理論に基づいて看護過程の一連を展開するという思考過程が学生の中に定着できていることが必要だからである。

　授業は，1回目で看護過程の①対象の看護問題を把握するための情報収集（紙面上），②患者関連図（病態のみではない）の作成と分析，③アセスメントまでを行う。ヘンダーソンの理論で情報収集の枠組みを作成しているが，すべての枠を埋めずに，重要な部分をアセスメントするようにグループにワークを課した。1時間目の終わりには，学生の発表と教員による解説を行い終了となる。

　2回目の授業をスムーズに行うために，学生には，④1つでもよいので，優先順位が高く生活支援につながるような問題を挙げてくること，⑤生活

支援がプランになるような問題について１つ以上の看護計画（OP（観察），TP（ケア），EP（教育））を立案することを自宅での学習課題として，２回目の授業前に教員に提出とした。

２回目の授業では，１回目とその後の自宅での課題の解説を行い，よくできている学生の課題を紹介した。そして，⑥看護計画の実施に進むが，これに関しては，実際に学生が実施してみるのではなく，教員が作成した動画（教員が援助を実施し，評価・修正できるように意図的に演技したもの）を学生全員で視聴した。動画に登場する看護学生を自身だと仮定して援助の実施を視聴し，その後，⑦実施された援助を評価し看護計画の修正についてグループでディスカッションのうえ，計画を修正した。

４ケース目では，以上の内容に加えて短期目標・長期目標の評価も紙面上で行った。学生は，自ら実施してはいないが，動画を通じて援助を疑似体験し，それをグループメンバーと振り返り，よかった点，さらによくするには計画をどのように具体的にするのか，修正するのかなどを議論する。このような学生の議論は，シチュエーション・ベースド・トレーニングにおけるデブリーフィングでの振り返る力や議論する力の強化に通じると考えている。「看護援助論Ⅱ」の科目で重要なことは，看護過程の展開が机上のみの学習で終わらないことである。看護過程の展開は看護実践能力を習得するための方法論であり，学生が机上でのトレーニングと実践が結びつけられるように支援していくことが望ましい。

そこで，この科目の次に行う「看護基礎実習」では，STEP3タスクトレーニング②として，実習前に「点滴や酸素を装着している患者」などの条件を設けたタスクトレーニング（生活支援に関する技術と，対象・環境の観察）を行った。そして，実習では「看護援助論Ⅱ」で使用した記録用紙と同じものを使い，実習初日に対象理解のための情報収集および看護問題と看護計画の明確化を行うように実習指導計画を立てて指導にあたった。

実習２日目以降に行う観察や援助は，すべて学生自身が立案した看護計画に基づいていることを重視して指導した。もちろん，初日に完璧な関連図やアセスメント，計画は求めない。日を追うごとに関連図が複雑化すること，計画がより具体的になっていくことを大切にした。ヘンダーソンの理論に基づいて作成した情報を整理するための用紙も，枠をすべて埋めることより，何が今患者にとって重要なのかを考えて整理することを学生に求めた。

日々のカンファレンスでは，学生が担当患者の状態を要約してプレゼンテーションを行い，現在の問題と援助の計画についてグループメンバーに説明し，メンバーで，さらによくするにはどのように計画を修正したらよいのかを議論するといったケースカンファレンスのかたちをとった。このように

看護過程と実践を常に結びつけて臨床で指導することが，既習の知識と技術の統合という実習本来の目指すところへ学生を導くことになると考える。

　さらに実習最終日には，思考過程と看護行為の言語化に焦点をあて，看護過程と実習の学びの統合および学生同士の学びの共有のために，STEP4のシチュエーション・ベースド・トレーニング①を行った。ここでは6名のチームで，1ケースに対して2回のシミュレーションとデブリーフィングを行った。学生は約60分間の時間を用いて，紙面で提示された情報をもとにシミュレーションで情報収集を行い，その後のデブリーフィングでアセスメント，看護問題の明確化，看護計画の立案を行い，2回目のシミュレーションで計画した援助を実施，その後のデブリーフィングで実施した援助をSOAPで評価するという，看護過程の一連の流れを経験した。

　臨床の場を離れた学習環境で，資料などを確認しながら一連の過程を展開することで，実習での経験を整理する作業ができた。グループではあるが，学生が60分という短い時間で看護過程を展開し実践するに至ったのは，1年次から学年進行と学生のレディネスに合わせたステップを踏み，学生自身が主体的にシミュレーションに取り組んできた成果と考える。

　「フィジカルアセスメント」から「看護基礎実習」までの流れを図Ⅰ-17に示す。

2年後期の後半【看護基礎実習】
実習前：STEP3 タスクトレーニング（生活援助技術・患者と環境の観察）
実習中：看護過程と援助をつなげる迅速な展開。ケースカンファレンスで日々の経験をデブリーフィング
実習後：STEP4 シチュエーション・ベースド・トレーニング（看護過程の一連をシミュレーション）

2年後期の前半【看護援助論Ⅱ（看護過程）】
STEP4：ケースの机上での看護過程の展開（情報収集から評価までの一連）

2年前期【フィジカルアセスメント】
STEP1：TBL
STEP2：タスクトレーニング
STEP4：シチュエーション・ベースド・トレーニング
　　　　（情報の分析とアセスメントを強化）

図Ⅰ-17 「フィジカルアセスメント」から「看護基礎実習」までの流れ

6 | STEP5：知識と技術の統合を目指した シミュレーション教育

　看護基礎教育におけるシミュレーション教育の最終段階として，学生がどのような場でも専門家として技術を提供できる力，場面に応じた振り返りを行い専門職としての知識や技術を身につける力，断片化された知識や技術を統合させる力，社会を生き抜く力，つまりはコンピテンシー（実践力）を身につける統合学習が必要になる。

　本学では，STEP5の1つとして，国家試験で出題された状況設定問題を使用したシチュエーション・ベースド・トレーニングを導入した選択科目「統合援助技術」を4年次に設けている。看護師国家試験の出題範囲の中でも特に学生が不得手と感じる状況や問題，出題傾向を鑑み，卒業後に求められる看護職者としての実践力を網羅できるように，授業で扱う内容を決定した。学生の批判的・問題解決型思考を育むため，多角的なアプローチを導入した統合学習を設定し，学生がこれまで習得した看護職者としてのコンピテンシーを定着させ高めることを目的としている。

　1回の授業の流れは，以下のとおりである。

①該当授業で扱うテーマに関する国家試験問題をTBLで行い，知識を確認する（STEP1，120分）。

②シミュレーションを行う症例に関するフィジカルイグザミネーションの技術練習と，教員による評価（STEP2，60分）。

③国家試験の状況設定問題を題材にしたシチュエーション・ベースド・トレーニング（STEP4・5，90分）。

　もう1つは，基礎看護学領域で統合科目を受講する学生たちの「統合実習」である。基礎看護学領域の統合実習では，病棟で複数の患者を担当し，看護過程の展開を行う。担当する患者が複数となるため，各患者の情報を効率よく収集し，アセスメントに基づいて優先順位を考えながら個別性のある看護を提供していくことを学ぶ。最終段階では，次の勤務帯の担当者へ患者の状態アセスメントを交えて引き継ぐところまで行う学生もいる。

　この実習の前には，STEP5にあたる，複数患者の情報を電子カルテからどのように収集するのか，収集した情報をどのように分析しアセスメントするのかというシミュレーションを行う（表I-18）。

　また，実習最終日には，学生の実習場所となっている4つの病棟の指導者がそれぞれ選定した2人の患者を題材にして，病棟ごとに数人の学生グループが協力して電子カルテから情報収集を行い，関連図作成，アセスメント，

表I-18 | 統合実習前後のシミュレーション

実習前のSTEP5	Sim1：複数患者の情報を電子カルテから収集 Deb1：アセスメントと問題の明確化・O-P立案 Sim2：患者（模擬患者）で直接的に情報収集 Deb2：アセスメントと問題の明確化→O-PとT-P計画
実習	複数の患者を担当し思考しながら動く。
実習最終日のSTEP1	① 電子カルテで情報収集（各病棟で2人の患者を題材にする） ② 関連図作成・アセスメント・問題の明確化（各グループで） ③ 2人の患者を担当すると仮定してどのように考えて援助を行うのかを組み立てる（各グループで） ④ 各グループの代表学生が患者の全体像を発表し，その後，1日どのように援助するかを説明し全体でディスカッション

問題の明確化までを行う。その後，全体で集まり，各グループで「日勤帯で2人の患者を担当すると仮定して看護計画を立案せよ」という課題に取り組む。日勤帯でどのように考えて看護を提供していくのかを立案した後，それぞれの患者について各グループの代表がプレゼンテーションし，全体でディスカッションと共有を行う。

内容的にはハイレベルであるが，STEP1のシミュレーションとして，臨床の場から離れた安心・安全な学習環境で，臨床で経験したことをまとめていくかたちをとっている。このように，対象の個別性に合った看護（患者のニーズをどのように受け止めて支援していくのか）について，専門的な知識を使って仲間とともにディスカッションする能力が，卒業後の臨床でのカンファレンスに活きると考えている。

学年進行に合わせた学生のレディネスに基づくシミュレーション教育について，5つのステップに照らしながら本学基礎看護学領域での取り組みを紹介してきた。「コンピテンスは進歩する」という概念[3]で示されるように，学生・看護職者双方は，明示された過程をたどって，設定される目標に向かって学び続ける力をつけなければならない。看護学生が将来看護職者として個々に能力を開発，維持・向上し，自らキャリアを形成するためには，基礎教育から卒後・継続教育へと継ぎ目のない教育体制を整えていくことが，基礎教育に携わる教員と臨地で教育に携わる者の重要な役目となるであろう。

引用文献

1）Bloom BS, Hastings JT & Madaus GF：Handbook on formative and summative evaluation of student learning. AcGraw-Hill；1971.

2）Fogler HS, LeBlanc SE：Strategies for creative problem solving. Upper Saddle River, NJ：PTR Prentice Hall；1995.

3）Campbell C, Silver I, Sherbino J, et al.：Competency-based continuing professional development. 2010；32（8）：657-662.

参考文献

・Kirsty F, Judy M, Simon E編／奈良信雄・石川和信監訳：エッセンシャル：臨床シミュレーション医療教育. 篠原出版新社；2015.
・中村美鈴・江川幸二監訳：高度実践看護：統合的アプローチ. へるす出版；2017.
・Larry KM, Dean XP, Kathryn KM & Ruth EL編著／瀬尾宏美監修：TBL—医療人を育てるチーム基盤型学習. シナジー；2009.
・サラ・バーンズ編／田村由美・中田康夫・津田紀子監訳：看護における反省的実践—専門的プラクティショナーの成長. ゆみる出版；2005.
・鈴木敏恵：AI時代の教育と評価. 教育出版；2017.
・Kirkoatrick DL：Evaluating Training Programs：The Four Levels. San Francisco：Berrett-Koehler；1996.

Part II 看護基礎教育における シミュレーション教育導入の実際

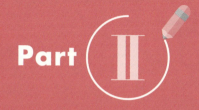
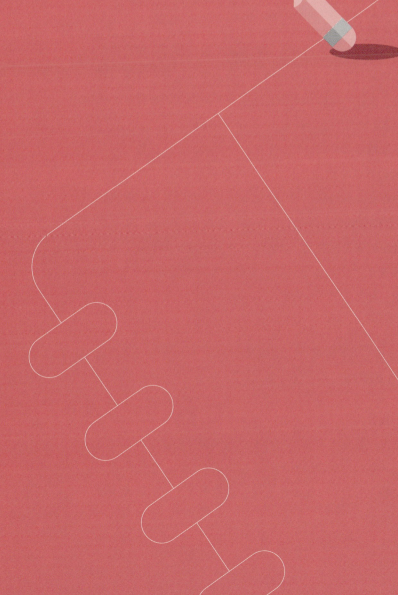

福岡女学院看護大学におけるシミュレーション教育の導入

1　大学の概要と教育理念

　福岡女学院看護大学（以下，本学）は，2008年に開学した単科の看護大学である。母体である学校法人福岡女学院は，明治18（1885）年にキリスト教に基づく女子高等教育の場として創立され，中学校，高等学校，幼稚園，大学（人文学部，人間関係学部，短期大学部），大学院を擁する女性の総合学園として発展してきた伝統をもつ。

　キリスト教の隣人愛の精神に立つ実務型人材の育成を重視してきた経緯から，看護大学は，ヒューマンケアリングの精神を中核とする女性看護職の育成を目指している。隣接する独立行政法人国立病院機構福岡東医療センターとは連携体制をとっている。

　このように，キリスト教精神とヒューマンケアリングの概念を主軸とした理念に基づく看護実践者の育成を使命とした本学の教育理念は，「キリスト教精神に基づき，人間の尊厳，倫理観を備え，ヒューマンケアリングを実践できる人材を育成し，社会に貢献すること」である。なお，本学では，ヒューマンケアリングを「患者が健康を快復し，また人々が自己成長できるようケアするだけでなく，相手をケアすることによって自らも成長できるという，相互承認と互恵性の概念」ととらえている。

2　シミュレーション教育を大学全体で取り入れるためのカリキュラム改正

　現在，医療の高度化・複雑化により，卒後早期より高い看護実践能力が求められるようになった一方，臨地実習施設での参加型実習は制限されている。設立当初の理念を維持し，かつ本課題に対処するには新たな教育手法の導入が必要と判断し，看護に特化したシミュレーション教育センターの新設が決まった。

表Ⅱ-1　シミュレーション教育導入に向けたカリキュラム改正までのプロセス

年度	カリキュラム検討	センター建設	センター運営
2014	・プロジェクト立ち上げ ・カリキュラム改正に向けたワークショップ開催	10周年記念事業としてシミュレーション教育センター建設計画スタート	
2015	・カリキュラム評価 ・教育理念・目標・ポリシーの見直し ・概念・枠組みの明確化	ワーキング開催 ・シミュレーションセンター見学 ・建設計画	
2016	ワーキング開催 ・教育内容・科目の選定（内容の重複・時間数） ・カリキュラムの詳細（科目・時間・単位・順序性）の整理 ・指定規則との整合性確認 ・カリキュラム改正に向けた書類作成	9月オープン	教員のシミュレーション教育能力強化のための研修を推進 ・運営ワーキンググループ立ち上げ
2017	・看護学教育モデル・コア・カリキュラムとの整合性の検討 ・申請書提出		・運営委員会開設 ・シミュレーション教育学領域開設 ・専任教員配置
2018	新カリキュラムスタート		

　シミュレーション教育を推進するにあたって，2014年度よりカリキュラム検討プロジェクトを立ち上げた。それまでのカリキュラムは，教育内容の重複や総時間数の多さが課題であり，また今後は自己学習時間の確保が必須と考え，カリキュラム評価，教育目標の見直しを行い，シミュレーション教育導入による確かな実践力の育成を想定してカリキュラム改正に取り組んだ（**表Ⅱ-1**）。

　カリキュラム改正に向けては，全教員への説明会とワークショップを開催し，①教育目標の見直し，②現行カリキュラムの問題点，③育てたい学生像について検討した。全教員参加のワークショップにおいて，現行カリキュラムの課題や育てたい学生像を検討する機会をもつことで，カリキュラム改正の目指すところが明らかとなった。その後，カリキュラム検討プロジェクトメンバーを中心に，概念・枠組みの明確化，教育目標と3つのポリシー（アドミッション・ポリシー／カリキュラム・ポリシー／ディプロマ・ポリシー）の見直しや検討を進めた。また，カリキュラム改正の方針として挙げられた，①柱となる軸の決定，②本学の特徴（売りとなるものは何か），③時間数の削減について検討を重ねた。

3 教育目標と3つのポリシーの見直し

　教育目標と3つのポリシーの見直しを行うために，本学の教育理念，本学がもつ資源，社会が求めるニーズ，本学学生の特性を整理し，本学が4年間で育成すべき力を明確化した。

①本学の教育理念
- ・キリスト教の愛の精神に基づく人間教育
- ・ヒューマンケアリングを実践できる看護職者の育成
- ・上記の人材を社会に輩出することで社会に貢献する

②本学がもつ資源
- ・独立行政法人国立病院機構との連携
- ・大学の所在地である古賀市との連携協定
- ・母体である福岡女学院との連携

③社会が求めるニーズ
- ・入院医療から在宅医療へ
- ・治療から予防へ
- ・医療の高度化（先進医療）と専門分化
- ・少産，多死時代に突入（在宅死への対応）
- ・倫理観の育成
- ・大学全入時代

④本学学生の特性
- ・優しく素直である
- ・高い感性をもち，ボランティア活動にも意欲的である

　また，4年間の看護基礎教育で本学が育成すべき力は，
1) シミュレーション教育センターでの実践を通した教育による確かな実践力
2) 対象を唯一無二の人として尊重できる力
3) 良好な信頼関係を築く対人関係能力
4) 自ら考え，物事を継続的に探求できる力

であることを踏まえ，それらを強化するためのプログラム作成にあたり最終的に決定した教育目標と3つのポリシーは，**表Ⅱ-2**のとおりである。

表Ⅱ-2 | 教育目標と3つのポリシー

【教育目標】
1. 建学理念であるキリスト教の愛の精神に基づき，誠実で豊かな人間性を養う
2. あらゆる健康レベルにある人々の健康課題を解決する能力を身につけ，エビデンスに基づいた看護を実践できる能力を養う
3. 保健医療福祉教育等の専門職や住民と連携・協働し，専門性を活かした看護を実践できる基礎的能力を養う
4. 専門職としてグローバルな視野から看護を探求し，継続して自己研鑽できる能力を養う

【アドミッション・ポリシー】
1. 自分と他者を大切にできる人
2. 他者の悩みや苦しみに共感できる人
3. 主体的に物事を探求しようとする意欲がある人
4. 人々の健康や生活に関心がある人
5. 看護学を学ぶための基礎的学力を備えている人

【カリキュラム・ポリシー】
本学の教育課程は，キリスト教に基づく豊かな人間性をもった看護専門職者を育成できるように構成されている。さらにヒューマンケアリングの実践者として，倫理観，コミュニケーション能力，看護実践能力を育成・強化するために，さまざまな科目にシミュレーション教育を導入している。
1. 教育理念の中核をなすキリスト教関連科目とヒューマンケアリング論は1年次から4年次まで配置し，看護学の学びの統合を図った。
2. 教養科目では，人間形成に必要な科目を増やすとともに選択の幅を広げた。また，多言語医療支援コースを設け，多言語学習とともに多文化理解を深め，外国人の医療・看護を支援できるようにした。
3. 入学前の学習や初学者教育など，新入生の学習準備状況に合わせたプログラムを編成し，安心して大学の教育課程をスタートできるようにした。
4. 専門基礎分野では，看護を実践するために必要な知識となる，人体の構造や機能，生理，疾病の成り立ちと回復，生活と健康などを学習する科目を設置した。
5. 専門分野では，看護学の知識の修得から実践へと段階的に学べるように配置した。また，他職種と連携しながら拡大していく看護の役割を理解できるようにした。
6. 統合分野では，卒業後も継続して自己研鑽し，科学的視点からの研究や国際的視点から看護を探求できるように卒業研究や災害看護，国際看護，看護管理などを学ぶ科目を設けた。

【ディプロマ・ポリシー】
1. キリスト教の愛の精神に基づき「その人をその人として大切にする」こころを身につけた人
2. 人間を全人的に理解し，生命の尊厳と人権の尊重に基づく倫理観をもち，他者の権利擁護につとめることができる人
3. 人とのかかわりを通して，他者の成長を助けるとともに自分も成長できる人
4. 看護の専門職として必要な問題解決能力をもち，確かな知識に裏づけられた看護実践ができる人
5. さまざまな専門職と協働し，組織の中で連携しながら看護の役割と責任を果たすことができる人
6. 広い視野をもって継続的に自己研鑽ができる人

4 ディプロマ・ポリシーに沿ったシナリオの検討と作成

　卒業時の到達目標として，本学のディプロマ・ポリシーは，6項目が策定された。これらのポリシーの中でシミュレーション教育に関連するのは「4. 看護の専門職として必要な問題解決能力をもち，確かな知識に裏づけられた看護実践ができる人」「5. さまざまな専門職と協働し，組織の中で連携しながら看護の役割と責任を果たすことができる人」「6. 広い視野をもって継続的に自己研鑽ができる人」である。

　特に，「4. 看護の専門職として必要な問題解決能力をもち，確かな知識に裏づけられた看護実践ができる人」のポリシーに到達するために，シミュレーション教育が有効である。このポリシーを4年間で達成するために，学年進行に合わせたシナリオの活用が必要となる。具体的には，低学年ではタスクトレーニングを中心としたシナリオの活用であり，領域実習が始まる3年次以降はシチュエーション・ベースド・トレーニングによる知識・技術を統合

表Ⅱ-3 ディプロマ・ポリシーに沿った教育体系と学年進行に合わせたシナリオの特徴

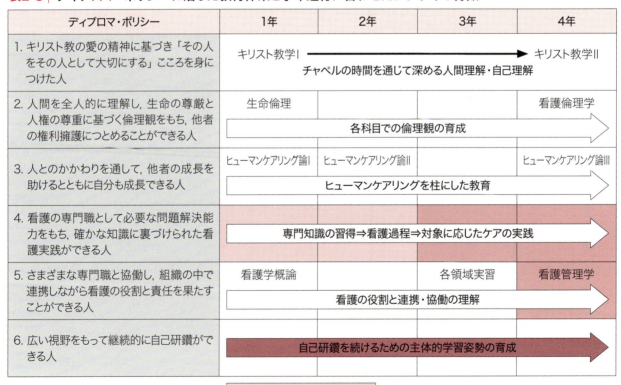

する能力の育成を目標としたシナリオの活用である（**表Ⅱ-3**）。

　このようにシミュレーション教育を活用して段階的に学生の看護実践能力を発展させるためには，「6. 広い視野をもって継続的に自己研鑽ができる人」が基本的能力として重要となる。そのため，このポリシーを1年次より意識して全学的にカリキュラムを進行させ，主体的な学習姿勢を育成することにより，シミュレーションの学習効果を高めることを目指している。

5 ｜ 看護学教育モデル・コア・カリキュラムとの照合

　本学のカリキュラム改正の検討中に，文部科学省より「看護学教育モデル・コア・カリキュラム（案）」の報告がなされた。そのため，本学のカリキュラム検討プロジェクトでは，その経過報告を確認しながら，看護学教育モデル・コア・カリキュラムの示す7つの能力や大項目・学修目標と，本学の新カリキュラムの学習内容についてマトリックスを用いて照合・確認してきた。

　看護学教育モデル・コア・カリキュラムでは，教育の方略について「看護実践能力を強化するアクティブラーニング，シミュレーション教育，臨地実習に関する方略や学修状況に関する評価手法，これらに関する教員へのファカルティ・ディベロップメントの工夫と方法論の確立等について，各大学等において取り組みが進められることを期待したい」と述べられている。本学においても，看護学教育モデル・コア・カリキュラムの学修目標を確認しながら，シミュレーション教育で教育効果が期待できるものを導入したいと考えた。

6 ｜ 国家試験出題基準の改定を踏まえた シナリオ作成の工夫

　2017年4月，看護師国家試験出題基準が改定され，第107回（2018年）看護師国家試験から適用された。今回の改定のねらいは，「基礎的知識を状況に適用して判断を行う能力を問う」「人々の生活への支援を重視する看護に特有の状況の捉え方と判断プロセスを問う」「各職種に求められる専門性の高度化とニーズの多様化を受け，免許取得時に求められる実践能力を問う」ことである。

　「医道審議会保健師助産師看護師分科会　保健師助産師看護師国家試験制度改善検討部会　報告書」（2016年2月）の内容から，今後，根拠に基づいたアセスメント，計画立案に基づく看護実践における思考および判断プロセ

スを問う問題が増加することが予測される。「介入を通して直接得る多様な情報を段階的・総合的に判断した上で，患者や家族等と共に看護を決定していくプロセスを問う」問題や，「長い状況文を付した状況設定」から必要なデータを読み取る問題に対応するためには，長文を読む訓練や，必要な知識の定着が求められる。

このような看護の思考過程を育成するためには，自分がとらえた現象を整理し，アウトプットするトレーニングが1年次から必須となる。そのため，シミュレーション演習では，学生が患者の状況を要約・報告する体験などを取り入れている。また，学生が「多様な情報から看護を決定していくプロセス」に触れる機会には限りがあるため，過去の状況設定問題によるシミュレーション場面を通して，判断力，問題解決能力を育成するシナリオを作成している。

7 シミュレーション教育を導入する際のポイント

旧カリキュラムでは，授業時間数が過密であり，自己学習時間の確保が困難な状況であった。2018年度新カリキュラム（**図Ⅱ-1**，**表Ⅱ-4**）では，教育内容の重複を見直したため，自己学習時間の確保が可能となった。しかし，時間があれば自己学習を行うとは限らない。事前課題提示やタスクトレーニ

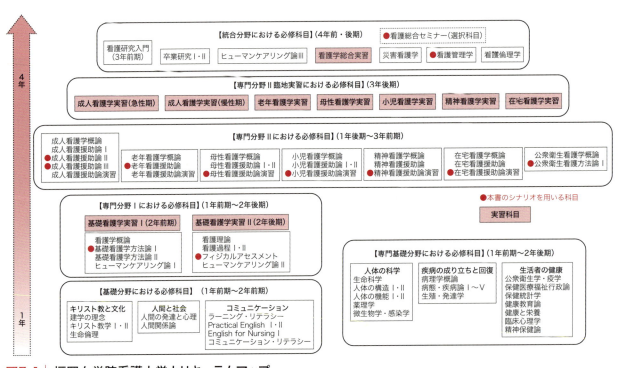

図Ⅱ-1 福岡女学院看護大学カリキュラムマップ

表II-4 学年進行に合わせたシミュレーション演習の内容

本書で例示するシナリオ　シミュレーション演習導入科目

大区分	領域・小区分	1年前期	1年後期	2年前期	2年後期	3年前期	3年後期	4年前期	4年後期
統合分野	統合							看護管理 シナリオNo.10	総合セミナー シナリオNo.11
								ヒューマンケアリング論III	
専門分野II	公衆		概論		方法論I シナリオNo.5	方法論II			
	在宅				概論 援助論	演習 シナリオNo.9	実習		
	精神			概論		援助論・演習 シナリオNo.8	実習		
	小児				概論 援助論I	援助論II・演習 シナリオNo.7	実習		
	母性				概論 援助論I	援助論II・演習 シナリオNo.6	実習		
	老年			概論	援助論 シナリオNo.4	演習	実習		
	成人		概論	援助論I	援助論II シナリオNo.12	演習	実習（急性）		
				援助論III シナリオNo.3			実習（慢性）		
専門分野I	基礎	方法論I シナリオNo.1	方法論II	フィジカルアセスメント シナリオNo.2					
		看護学概論 ヒューマンケアリング論I	看護理論		看護過程I	看護過程II ヒューマンケアリング論II			
専門基礎分野	生活者の健康	健康と栄養		公衆衛生学・疫学 臨床心理学	保健医療福祉行政論 保健統計学 健康教育論 精神保健論				
	疾病の成り立ちと回復		病理学概論 病態・疾病論I・II	病態・疾病論III〜V 生殖・発達学					
	人体の科学	生命科学 人体の構造I 人体の機能I	微生物学・感染学 人体の構造II 人体の機能II	薬理学					
基礎分野	コミュニケーション	ラーニング・リテラシー		コミュニケーション・リテラシー					
				語学					
	人間と社会	人間の発達と心理	人間関係論						
	キリスト教と文化	キリスト教学I	生命倫理						キリスト教学II
実習時期				基礎実習1	基礎実習2		領域別実習	統合実習	
4年間を通して高める基本となる能力		人間の尊厳, 倫理／ヒューマン・ケアリングの実践力／問題解決能力／科学的根拠に基づいた看護実践力／協働・連携する力／継続的に自己研鑽する力							

ングの進め方等，学生がシミュレーション演習に向けて自己学習を進められるような工夫が必要となる。具体的には，シミュレーション演習の学習目標を達成するために必要な知識を事前のミニテストの範囲として示したり，国家試験問題を活用したりしている。

シミュレーション教育の内容は，1〜2年次からタスクトレーニングやアルゴリズム・ベースド・トレーニングによる技術の習得に重点をおき，3〜4年次にはシチュエーション・ベースド・トレーニングも含め，アセスメントや状況判断力が必要となるシナリオとし，段階的に深められるように領域横断的に構成している。そのため，各領域がどの時期にどのようなシミュレーション演習を計画しているか，また，学生の学習進度についても領域間で情報交換を行い連携していくことが，シミュレーション教育では重要なポイントとなる。

今後，専門科目のみでなく，一般教養の看護英語でもシミュレーション教育を取り入れた演習を取り入れる予定である。新カリキュラムからは，日本に滞在する外国人に対応できる看護の人材を育成するために「多言語医療支援コース」を開設する。このコースにおいても英語の担当教員と連携してシミュレーション教育を推進していく。

参考文献
- 大学における看護系人材のあり方に関する検討会（平成29年10月）：看護学教育モデル・コア・カリキュラム〜「学士課程においてコアとなる看護実践能力」の修得を目指した学修目標〜．
- 厚生労働省：看護師国家試験出題基準．医道審議会保健師助産師看護師分科会　保健師助産師看護師国家試験制度改善検討部会　報告書（平成28年2月22日）．

2 福岡女学院看護大学におけるシミュレーション教育の進め方

1 シミュレーション教育を実践する学習環境

　本学のシミュレーション教育は，2016年9月に設立した「シミュレーション教育センター（通称；AI Sim）」を活用して行っている。地上3階建ての2・3階部分で，延床面積が954㎡（共用部分，廊下，トイレを除く）あり，1学年100名の学生を対象に，一斉にシミュレーション教育を実践している。AI Simの名には，「キリスト教の<u>愛</u>・<u>出会い</u>・<u>学び合い</u>」の場となることへの思いが込められている。また，附属病院をもたない単科の看護大学のため，看護に焦点を当てたシミュレーション教育施設であることが特徴である。
　本学のシミュレーション演習で，最も活用するのが4つのシミュレーションルーム（ICU室，4床室，周産期，在宅）である（**図Ⅱ-2，Ⅱ-3**）。ここで実施するシミュレーション場面の映像はデブリーフィングルーム（1・2）およびTBL室へライブ中継され，その映像を見ながらデブリーフィングを行う。

2 100名を超える学生のシミュレーション演習の実際

　本学では，1学年100名の学生に一斉にシミュレーション教育を行うため，ライブ配信の機能を活用している。ライブ配信される映像では，臨床現場を

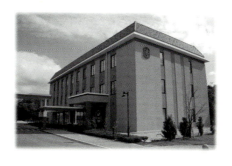

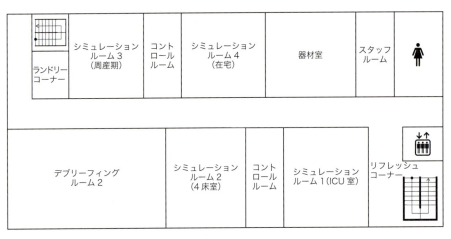

3階のデブリーフィングルーム2　　　コントロールルームからシミュレーションを観察

図Ⅱ-2 シミュレーション教育センター（3階）

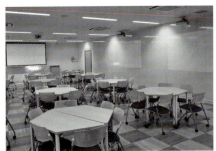
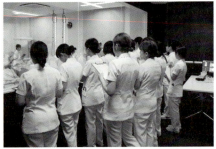

※TBL室：チーム・ベースド・ラーニングを行う部屋

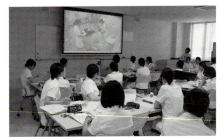
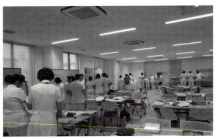

2階のデブリーフィングルーム1で　　　ライブ配信された映像を視聴後に，グループ
ライブ配信映像を視聴　　　　　　　　ごとに一斉にデブリーフィングを行う

図Ⅱ-3 シミュレーション教育センター（2階）

できるだけ忠実に再現した場で学生がケアを行っている。100名の学生はその場面を集中して視聴し，その後のデブリーフィングに取り組む。

ここでは，①ライブ配信によるシミュレーション演習と，②小グループに分かれるシミュレーション演習の具体的な方法を紹介する。これらは本学の施設を活用した演習方法であるが，ほかにもシミュレーション演習の目標に合わせて演習方法を工夫している。シミュレーション演習を導入するためには，その教育機関が有する人的・物的資源を有効に活用して，最大限の教育効果が得られるように工夫することが必要である。

①ライブ配信によるシミュレーション演習例（大人数でのシミュレーション演習）

100名の学生を対象にシミュレーション演習を一斉に行うために，シミュレーションルームでの実践の映像をデブリーフィングルーム（2室）に配信し，全員でその場面を共有した後に，デブリーフィングをする方法をとっている（図Ⅱ-4）。それぞれのデブリーフィングルームに配置された教員（デブリーファー）各3名が，パワーポイントで課題を提示し，かつトランシーバーを使って連絡を取り合いながら全体の学習進度をそろえて進行する。

シミュレーション場面を体験する学生の数が限られるため，他の学生の集中が途切れないように，演習中はできるだけ学生が心と身体を動かしながら臨床をイメージし，知識と実践を統合できるような仕掛けを準備することが重要である。大人数でシミュレーションを進めながら全体の集中を保つためのポイントは，以下のとおりである。

- 主デブリーファーは，シミュレーションの目標を常に意識して全体の学習進行を確認する
- 看護師役だけでなく観察者役の学生への課題を明確に提示する（常に役割をもたせる）
- シミュレーション実践者の選抜方法を工夫する（直前まで実践者がわからないようにして緊張感をもたせる）

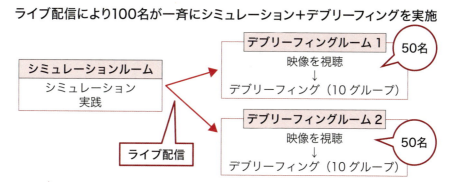

図Ⅱ-4 ｜ 大人数でのシミュレーション演習

・シミュレーション終了後は，看護師役をねぎらい感想を聞くとともに，観察者役へは観察した内容や感想を求める

②小グループに分かれるシミュレーション演習例

3～4部屋のシミュレーションルームに分かれて同時にシミュレーション演習を進める方法も行っている（図Ⅱ-5）。学生は，実践の回数も増え，デブリーフィングでは各グループに担当教員が配置されるため常に緊張感をもち演習に取り組めるが，マンパワーが必要となることが課題となる。

③シミュレーション演習に必要な物品と準備

臨床をリアルに再現して演習するための小道具や，デブリーフィングで利用するホワイトボードなど，以下に挙げるものが必要となる。臨床をリアルに再現するための小道具等は教員間の工夫で生み出されるものもあり，打ち合わせでの事前の検討が重要となる。

・ホワイトボード（壁面ホワイトボード）
・カメラ設置，トランシーバーの活用（指導者間で進行状況の確認のために使用）
・病室をリアルに再現するための小道具（カレンダー，タオル，かつら，雑誌・新聞，ペットボトル，ごみ箱など）
・ナースステーション（報告場面が多い場合）など

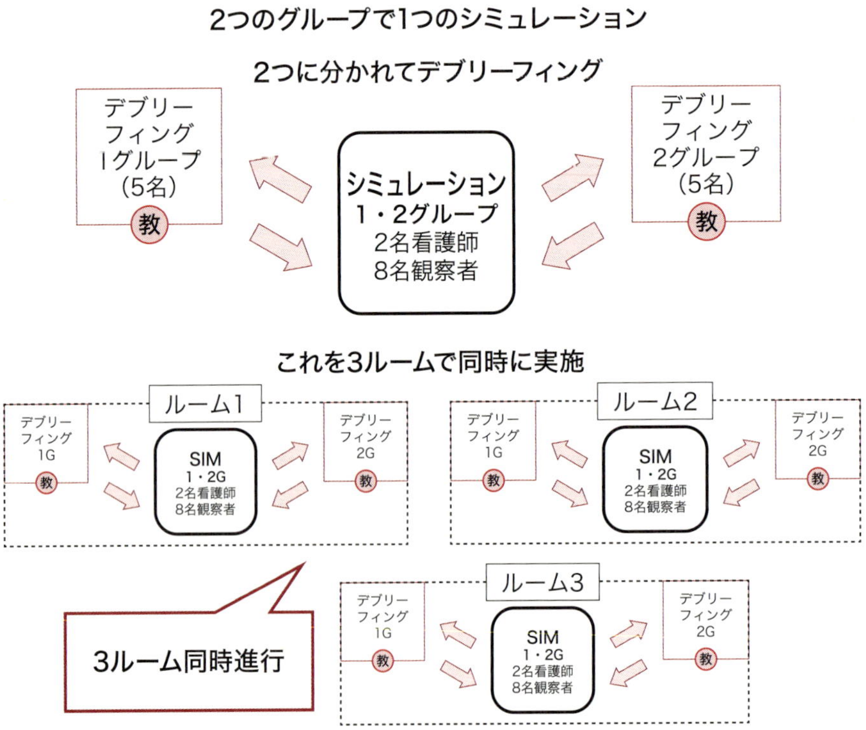

図Ⅱ-5 │ 小グループでのシミュレーション演習

④模擬患者・シミュレーターの活用

シミュレーション教育を進めるうえで，患者役や対象者役は重要な役割であり，シミュレーションの目標，教授内容，学習者のレディネスに適した選択が求められる。本学には，高機能シミュレーター（Sim Man エッセンシャル）やシムジュニアを有しており，主にフィジカルアセスメントや4年次の統合科目での演習で活用している。実習前の時間外トレーニングでは，呼吸音や心音，腸蠕動音などを確認している。

高機能シミュレーターは，さまざまな身体反応を表現することができるため，学生が病態のメカニズムに興味をもつ機会となる。また，臨床では経験することが少ない生体反応を体験できる貴重な教材として活用できる。一方で，一定のコストがかかるため，購入後のメンテナンスを含めた使用計画を踏まえて購入を検討する必要がある。

本学のシミュレーション演習では，模擬患者を活用することが多い。模擬患者は，看護師経験のある一般の方に依頼することで「患者状況の把握が早い」「シミュレーション目標の理解が早い」「教育の意図に沿った表現が可能」といったメリットがある。しかし，女性患者が多くなることや年齢層に限界があるため，今後は小児や高齢者の模擬患者育成を検討している。

③ | 大学全体でシミュレーション教育を推進するためのポイント

2017年度から本格的にシミュレーション教育の導入を始め，現在，全領域でのシミュレーションを活用した教育を全学的に行っている。大学全体で取り組むことで，シミュレーション演習後の情報共有や実践の工夫など，教員間の交流も盛んになっている。大学全体で教育技法の転換を推進するためのポイントは以下の3点である。

①教員のシミュレーション教育に対する共通理解

本学では，大学全体でシミュレーション教育を行うために，看護系の教員の多くがさまざまなシミュレーション教育に関する研修会へ参加し，シミュレーション教育の理解と実践に努めてきた。2014年のセンター設立計画開始時には，シミュレーション教育経験者はわずかであったため，シミュレーション教育に対する認識の相違もみられた。しかし，研修の受講を重ねることで，シミュレーション教育への関心と理解が深まり，大学全体で推し進めていくための大きな弾みとなった。これまでに参加した研修会を以下に示す。これらの研修等を通じてシミュレーション教育の能力強化を図ってきた。

■出席した研修会
- 日本看護協会出版会主催「全国看護セミナー」
- レールダル主催「FunSim-J」「iSim-J」
- ハワイ大学看護学部シミュレーションセンターにおけるワークショップ

■ファカルティディベロップメント研修の開催
- 東京医科大学看護学部のシミュレーション教育の実際
- FunSimの報告・体験会
- TBL研修
- 本学のシミュレーション教育の実践報告

■シミュレーションセンター見学
- おきなわクリニカルシミュレーションセンター
- 東京医科大学医学部看護学科
- 姫路大学看護学部
- 梨花女子大学看護学部（韓国）

■本学主催の研修会
- 第1回講演会「基礎教育から臨床への移行教育に活用するシミュレーション教育」（講師：東京医科大学教授　阿部幸恵氏）
- 第1回シミュレーション教育スキルアップセミナー（講師：東京医科大学教授　阿部幸恵氏）
- 第2回シミュレーション教育スキルアップセミナー（講師：岡山大学医療教育総合開発センター副センター長　万代康弘氏）

②**シミュレーション教育推進のための体制づくり**（図Ⅱ-6）

　シミュレーション教育センター運営委員会は，シミュレーション教育の推

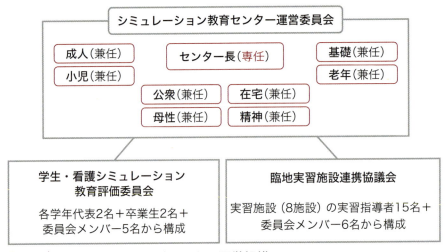

図Ⅱ-6 ｜ シミュレーション教育センター運営組織

進を目的とした活動を行っている。委員会メンバーは，各領域の教員9名と事務部2名から構成されている。シミュレーション教育学領域の教員1名は，センターの専任教員およびセンター長として，横断的に各領域のシミュレーション演習にかかわっている。さらに2018年からは1名増員し，領域横断的な活動の活性化や，各領域のシミュレーション演習の円滑化を支援している。また，学内だけでなく，実習施設指導者や学生との連携体制も整えながら進めている。

■学生・看護シミュレーション教育評価委員会

　この委員会は，各学年の代表2名と卒業生2名，シミュレーション教育センター運営委員会メンバー5名から構成され，シミュレーション教育内容を推進するために当事者の意見を聞き，教育内容の見直しをすることを目的としている。シミュレーション教育を受けた学生からの評価を聞くことができるため，教育評価の一環として重要な位置を占めている。卒業生も委員となっていることから，縦のつながりの場ともなっており，学生の頃からシミュレーションのトレーニングを受けることが現場でどのように役立つかなど，シミュレーション教育の重要性を考える機会ともなっている。

　また，学生のシミュレーションサークルが結成されたり，BLS国際ライセンスコース開催に多くの学生の申し込みがあったりと，学生からのシミュレーション教育に対する期待も高い。このように，モチベーションを維持するために学生の声を聞く機会を大切にしながら，よりよい教育を探求していきたいと考えている。

■福岡女学院看護大学臨地実習施設連携協議会

　2017年度よりシミュレーション教育を通した臨地実習施設との教育連携を図るために「福岡女学院看護大学臨地実習施設連携協議会」を立ち上げ，年2回ほどの協議会を設けている。

　東京医科大学の阿部幸恵氏には，スカイプを利用して，各施設のシミュレーション教育に関する疑問にアドバイザーとして答えていただき，ブラッシュアップの機会としている。

　さらに一方では，臨地実習施設指導者の方に，本学の取り組んでいるシミュレーション教育を理解していただき，大学側と臨地実習施設の双方向の教育目標を作成し，基礎教育から臨床への移行教育における乖離の改善につなげていきたいと考えている。

　これまでの成果として，4年次の演習や，新人研修に関する意見交換により，「目標の明確化」や「臨床が求めている卒業時（入職時）の到達レベルがわかる」，「卒業生の状況を知ることができる」など，学生から新人看護師へのつながりのある教育を考え，ともに学生と新人を育てていくための手立

てを検討できる協議会に発展しつつある。

③シミュレーション教育に関する情報提供・情報共有

　大学全体でシミュレーション教育を推進しているため，学内教員のシミュレーション教育センターへの関心も高く，センターの活動を把握したいという要望も強かった。そのため，学内教員向けの情報メール（AI Sim 通信）を定期的に配信している。この学内通信では，シミュレーション演習報告，情報交換会や研修会のお知らせ，演習の公開情報，新しい機器の導入情報など，シミュレーション教育に関係する情報を発信している。

　AI Sim 通信のメール配信を始めることで，センターの活動や他領域の演習の公開情報を知る機会が増えている。シミュレーション教育を初めて導入する教員は，不安や戸惑いもあるが，演習を公開しお互いの演習を見学し合うことで，他の領域の教授内容の理解を深めるとともに，自らの演習も客観的に振り返る機会となっている。

　発起人により始めた情報交換会も，月に1回程度開催している。ここでは，シミュレーション演習の当該教員が話題提供者となって，シミュレーション演習実践後の振り返りを行っており，シミュレーション演習を進めるための工夫や学生の学習進度に関する情報交換など，教員間の領域を超えた交流の場となっている。

　また，本センターは地域にも公開しており，施設の利用や研修会開催などを通じて，シミュレーション教育の質の向上に努めている。

4 オリジナル教材「ミッションタウン」の紹介

　本学では，センター運営委員会が中心となり，オリジナル教材「ミッションタウン」を開発している[1]。これは，各領域が授業・演習で用いる患者事例や，シミュレーション教育に活用するシナリオを共有できる仮想の街「ミッションタウン」をICT環境下に作成したものである。各専門科目で用いる，発達段階や健康レベルの異なる複数の事例を1つの街に共存させているのが特徴である。

　オリジナル教材の開発は，委員会において「シミュレーション教育の事例を全領域で共有することで，学生の思考がつながるのでは？」という発想から始まった。その後，各領域で使う演習事例を集約する中で，共有できる事例が家族単位となり，さらに街づくりへと発展してきた。各領域が授業や演習で用いている70例を超える事例から，共有できる疾患や年代などを選び，現在，9家族（36名）が住民となっている（**図Ⅱ-7**）。

たとえば「小野和子」さんは，領域を超えて登場回数の多い住民である。小野さんは5年前に2型糖尿病の診断を受け，食事療法に取り組んでいたが途中でやめて放置している。Webから入手できる基本情報はシンプルなものにしており，それぞれの領域が活用する際に，必要な情報を追加している。

図Ⅱ-7 │ 演習事例の集約過程

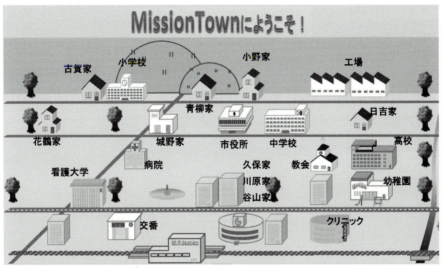

図Ⅱ-8 │ ミッションタウンのWebオープニング画面
※各家庭をクリックすると家族の情報が提示される。

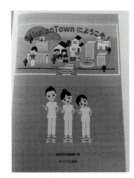
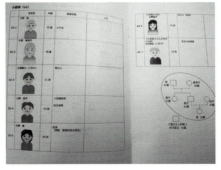

図Ⅱ-9 │ オリジナル教材の小冊子

小野さんの事例は，2年次「コミュニケーション・リテラシー」「健康教育論」，3年次「成人看護援助論演習」「老年看護援助論演習」，4年次「看護総合セミナー」と，各科目で健康レベルを変えて登場し，糖尿病患者の心理や病気のメカニズム，治療・援助を学ぶ教材として活用している。

　学生は，1つの科目を終えるとその学びがリセットされてしまう傾向があるが，同じ患者例を使用することで，家族・社会背景を含めた「小野和子」さんを想起し，時間の経過で変化する病態の理解につながっている。また，何度も登場することで親しみを感じ，援助に入りやすくなる反応がみられている。特に，シミュレーション教育で登場した事例は，印象に残り記憶に定着しやすいため，ペーパーシミュレーションでの動画活用や，看護過程演習の途中にシミュレーション教育を入れるなどしてイメージ化を図ることで，その後の学習に取り組みやすくなる。

　また，国家試験では長文読解型の問題が増える傾向にある。そのため事例を長文から読み取る力をつけるために，イラストやシミュレーションでのイメージ化による知識の定着を図ることは，国家試験の対策や実践への応用にもつながると考える。

　現在，ミッションタウンはWebブラウザで公開し，住民情報をまとめた小冊子を全教員と学生に配布し活用している（**図Ⅱ-8，Ⅱ-9**）。今後は，ミッションタウンの機能を拡張させ，ゲーム感覚で取り組めるスマートフォンアプリにより，事例の確認，事前学習ができる機能や閲覧履歴の確認ができる管理機能などを開発していく予定である。

引用文献

1）藤野ユリ子・山田小織・八尋陽子・椎葉美千代・平川善大：領域をこえて活用できるシミュレーションシナリオづくり―「ミッションタウン」プロジェクト，看護教育．2017；58（10）：822-828.

Part III 領域別シナリオ集

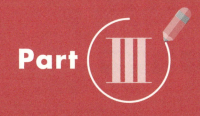

■Part Ⅲでは，福岡女学院看護大学で作成し使用しているシナリオを**一部抜粋**のうえ掲載しています。ご活用の際は，各教育機関の状況に応じて適宜アレンジしてお使いください。

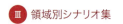

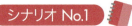 基礎看護学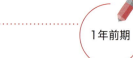

環境整備

シチュエーション・ベースド・トレーニング　　Situation Based Training

1 | カリキュラム全体の当該科目の位置づけ

「基礎看護学方法論Ⅰ」は，1年前期に，基礎分野である教養科目と，専門基礎分野である「人体の構造」，専門分野Ⅰである「看護学概論」「ヒューマンケアリング論Ⅰ」と並行して開講されている。

本科目では，看護実践の基礎となる「技術」の意味と，基本的な看護技術について学習する。まず，初歩的なコミュニケーション技術や環境調整技術をすべての基礎看護技術に共通する項目として学び，対象の安全・安楽・自立・個別性を重視し，適切な看護を提供するための知識と日常生活援助技術を習得することをねらいとしている。

2 | 当該科目におけるシミュレーション演習の位置づけ

表Ⅲ-1-1に示した「基礎看護学方法論Ⅰ」の科目目標のうち「2. 療養の場の安全を守るための基本技術について説明し，実施できる。」が，本シミュレーション演習に直接的に関連する（図Ⅲ-1-1）。さらに，「1. コミュニケーションの概念，構成要素，看護における援助的人間関係について説明できる。」にも関連している。

本稿で示すシミュレーション演習は，既習の講義や演習で学んだ患者の安全・安楽を守るための知識と技術，および患者を一人の人として尊重する態度を統合し，実際の看護場面に応用することをねらいとしている。

演習目的は「患者にとって安全・安楽な療養環境を整備するための基礎的能力を養う。」とし，環境調整技術に関する演習は全3回，そのうちシミュレーション演習は1回で設計した。「基礎看護学方法論Ⅰ」は講義・演習で構成しており全30回であるが，シミュレーション演習はすべての単元と実技試験の終了後に設定している。

表Ⅲ-1-1 | シラバス

授業科目名	必・選	単位数	学年	開講期
基礎看護学方法論I 【Fundamental Nursing Skills I】	必修	2単位	1年	前期

ディプロマ・ポリシー

□キリスト教の愛の精神に基づき「その人をその人として大切にする」こころを身につけた人

■人間を全人的に理解し, 生命の尊厳と人権の尊重に基づく倫理観をもち, 他者の権利擁護につとめることができる人

□人とのかかわりを通して, 他者の成長を助けるとともに自分も成長できる人

■看護の専門職として必要な問題解決能力をもち, 確かな知識に裏づけられた看護実践ができる人

□さまざまな専門職と協働し, 組織の中で連携しながら看護の役割と責任を果たすことができる人

□広い視野をもって継続的に自己研鑽ができる人

科目目標

1. コミュニケーションの概念, 構成要素, 看護における援助的人間関係について説明できる。
2. 療養の場の安全を守るための基本技術について説明し, 実施できる。
3. 生活環境の調整の意義と看護者の役割を理解し, 適切な療養環境を提供する技術を実施できる。
4. バイタルサイン測定の意義を理解し, 正しく測定し評価することができる。
5. 活動と睡眠および休息の意義について理解し, 安全・安楽・自立・個別性に配慮した援助技術を実施できる。
6. 人間にとっての清潔・衣生活の意義を理解し, 対象のアセスメント結果から適切な援助が実施できる。
7. 健康生活を維持発展するために必要な栄養と食について理解を深め, 健康問題に対応し個人の健康ニーズを満たすための援助を実施できる。

授業の運営

板書と視聴覚教材を活用して, 講義・演習を行う。また, 知識の確認を行うための小テストも取り入れる。
演習では, 事例に関連したディスカッションを取り入れる。

回数	授業内容（旧カリ）	回数	授業内容（新カリ）
1	方法論I・IIガイダンス　看護技術の基本	1	技術の一般概念, 看護技術の特殊性, 看護技術の基本（安全・安楽・自立・個別性）
2	人間関係を発展させる技術　コミュニケーション技術	2-4	環境調整技術（講義1回, 演習2回）
3	安全を守るための基本技術　事故防止の技術	5	人間関係を発展させる技術　コミュニケーション技術
4-8	安全を守るための基本技術　感染防止の技術	6-12	看護技術としての観察・記録・報告　バイタルサイン
9	看護技術としての観察・記録・報告	13-16	活動・休息援助技術
10-13	看護技術としての観察・記録・報告　バイタルサイン	17-23	清潔援助技術
14,15	実技試験	24-26	食事援助技術
		27-29	実技試験
		30	シミュレーション演習

評価方法

授業への貢献度10%／課題レポート10%／実技試験20%／筆記試験50%（確認テスト10%／科目修了試験40%）／シミュレーション演習10%

Ⅲ 領域別シナリオ集

```
【科目目標】
2. 療養の場の安全を守るための基本技術について説明し，実施できる。
```
↓
```
【演習目的】
患者にとって安全・安楽な療養環境を整備するための基礎的能力を養う。
```
↓
```
【演習目標】
1) 患者にとって安全・安楽な療養環境について説明できる。
2) 患者にとって安全・安楽な療養環境を整備することができる。
3) 環境整備を実施するにあたり，患者への挨拶や声かけ，配慮ができる。
```
↓
```
【シミュレーション演習の目標】
①患者に挨拶ができる。
②患者の安全・安楽を脅かす環境に気づくことができる。
③患者にとって安全・安楽な療養環境を整えることができる。
④その場に応じた配慮ができる。
```

図Ⅲ-1-1 │ 科目目標とシミュレーション演習の目標との関係

③ 学生のレディネス

①知識

学生は 4 月に「環境調整技術」について学習し，療養環境が患者にとっての「生活の場」であることを知識として習得するとともに，安全が看護実践の最も重要な視点であり，患者の状態に応じた日常生活援助を提供するためには安全な環境が必要であることを学んでいる。

②技術

技術面においては実習を経験していないため，入院している患者の療養環境について，安全を脅かす状況に気づき，安楽に配慮することは容易ではない。さらに，核家族化が進み世代間交流の機会が減っているため，年代の異なる人とコミュニケーションをとることが苦手な傾向がある。

③態度

本科目は演習科目であり，学生は初めて白衣を着用して，看護技術習得のための学習に臨む。看護職をイメージしやすいためか，学生の関心は強く，熱心に取り組む姿勢が見受けられる。また，習得する技術項目が増えるごとに看護学生としての学びに楽しさを感じ，看護職への憧れが高まるとともに，正確な看護技術を習得したいという思いが増す傾向がある。

④その他

本科目を履修する学生は，高校を卒業して大学へ入学したばかりの時期に

あり，新しい環境への適応とともに，大学での勉強方法を模索する時期である。また，看護系特有の技術演習にも慣れていないため，戸惑いや不安を抱えていることが多い。そのため，はじめは失敗を恐れる傾向が強く，グループワークやディスカッションにおいても自分の意見を積極的に発言することは少ない。演習が進むにつれ，間違いを恐れることよりも，的確な技術を身につけたいという思いが勝るため，前期の後半になると，グループメンバーとも少しずつ意見交換ができるようになる。

シミュレーション演習を行う時期は入学して4カ月程度経過した頃であるが，日常生活においては，まだ家族への依存が強く，一人暮らしの学生でも，生活面での自立へ向けて努力をしている状況である。つまり，生活経験が豊富ではなく，周囲の誰かが整えた環境に身を置いていることが多いため，環境に目を向け，自らが整える必要性に気づくことが難しい。

今年度，「環境調整技術」と「患者との基本的なコミュニケーション」をベースに初めてシミュレーション演習を実施するが，講義から演習までの一連の学習サイクルを理解し，事前準備や課題の取り組みに慣れてきた時期に行うため，学生が既習の知識を活用し，グループで話し合いながら学習することが可能であると予測できる。また，事前課題として「楽しみながら学ぶ」ことのできる教材を用い，それを活用したシミュレーション演習を取り入れているため，学生が探究心をもち，事前課題における思考からシミュレーションにおける実践に向けて段階的に学習することができると考える。

4 シミュレーション演習を取り入れるためのポイント

基礎看護技術に関する科目である「基礎看護学方法論」は旧カリキュラムでは3科目あり，1年次と2年次に通年科目として教授していたが，内容の整理を図り，重複を避け，順序性を考慮して，2科目に統合するとともに，1年次ですべて修了できるように編成した。具体的には旧カリキュラムにおける「基礎看護学方法論Ⅰ」（1単位30時間），「基礎看護学方法論Ⅱ」（2単位75時間），「基礎看護学方法論Ⅲ」（2単位45時間）の3科目を，「基礎看護学方法論Ⅰ」（2単位60時間）と「基礎看護学方法論Ⅱ」（2単位60時間）の2科目に統合し，1年前期と後期に配置した（図Ⅲ-1-2）。

旧カリキュラムにおける「基礎看護学方法論Ⅰ」は安全管理としての事故防止や感染防止の技術およびバイタルサイン測定技術を中心とした内容であったが，新カリキュラムでは看護技術の基本となる安全・安楽・自立・個別性の視点や患者を取り巻く環境について，また患者を理解するうえで必要

図Ⅲ-1-2 新旧カリキュラムの比較

　なコミュニケーション技術，バイタルサイン測定技術，日常生活援助技術を中心とした，看護の初学者にふさわしい基礎的な教授内容で編成している（**表Ⅲ-1-1**）。

　カリキュラム変更に伴い「基礎看護学方法論Ⅰ」の総時間数の増加に加え，1年前期で修了する内容で編成したことで，既習の知識や技術を統合したシミュレーション演習を取り入れることが可能となった。また，シミュレーション演習では，臨床現場に類似した場面を再現し教材化することが可能になるため，実習経験のない1年前期の看護学生に，臨床現場にいるかのような疑似体験の機会を与えることができるとも考える。

　ここでのシミュレーション演習は，すべての看護技術の基本となる環境整備や，患者を尊重する態度に関する既習の知識を用いて考え実践できる内容のため，1年前期の学生でも具体的な対応が可能である。学生の創造力を活かした対応方法が多様に存在するとともに，学生の好奇心を刺激し楽しみながら学ぶことができる要素も含まれている。したがって，臨床実習が「未経験」の学生であっても，患者の安全や安楽を脅かす状況について，シミュレーションを通して実際に「経験」し，環境整備の重要性を体感できるため，高い学習効果が期待できる。

さらに，限られた時間でシミュレーション演習を効果的に行うための事前課題として，教員が作成した視聴覚教材を用いた。この視聴覚教材には，既習の内容を整理し正確な知識を引き出すクイズ的な要素を取り入れ，学生が課題に面白さを感じるような工夫がされている。学習内容にかかわらず，教育方法を整理・工夫し，学生が興味をもつことができるような事前課題を設定することで能動的学習を促進するとともに，効果的なシミュレーション体験の導入が可能になる。

⑤ シナリオデザインシート

テーマ	患者にとって安全・安楽な療養環境の整備
学年・全体人数	1年・100名（50名ずつ2回に分けて実施。1グループ4〜5名とする）
全体の時間	90分（1コマ）
シミュレーション演習の目標	①患者に挨拶ができる。 ②患者の安全・安楽を脅かす環境に気づくことができる。 ③患者にとって安全・安楽な療養環境を整えることができる。 ④その場に応じた配慮ができる。
シミュレーションの課題	4人部屋に入院している古賀千鳥さんを学生2名で受け持っています。実習2日目の朝，申し送りの前に環境整備へ行ってください。
事前学習	・学生は，教員が作成した視聴覚教材（動画）を事前に視聴する。 ・シミュレーション演習は，基礎看護学方法論Iのまとめとして行うことを伝え，特に環境整備やコミュニケーションについて復習を促す。

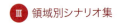

6 本時のアウトラインシート

時間配分	授業の進行	教員のかかわり・留意点
30分	【ブリーフィング】 ・本日の目標，スケジュールの確認 ・事前学習に基づく話し合い ・実施者2名を決め，シミュレーションルームに案内する ※実施者以外の学生は付近で見学する。	
5分	【シミュレーション】（状況設定1） ■学生に期待する動き ○挨拶：（目標①） ・患者に声をかけて挨拶し，フルネームを確認する（患者本人による口頭確認，ベッドネームでの確認）。 ○環境確認：（目標②） ・ベッドやベッド周辺および寝具・寝衣の安全や安楽に関することを確認する。 ○環境整備：（目標③） ・ベッドやベッド周辺および寝具・寝衣の安全や安楽を確保するために環境を整備する。 ○その場に応じた配慮：（目標④） ・安全・安楽には直接的に関係しないが患者にとって細やかな配慮が欠けている状況に気づく。	・挨拶後，学生が戸惑っていたら「何か気づくことはありませんか？」と聞いて，環境の安全や安楽に関する事項について気づきを促す。 ・学生がどのように対応しても見守る。 ・学生が戸惑っていたら模擬患者役が「看護師さんおはよう」と声をかけ次の動きにつなげる。 ※シミュレーション中の学生に対しては主に見守りでかかわり，誘導はしない。 ※学生が患者への挨拶や環境を確認し整備できることが主目標であるため，患者は過剰な言動はしないことを模擬患者の間で統一する。
15分	【デブリーフィング】（1回目）	・全員でデブリーフィングを行う。 ・他のグループとともにディスカッションさせる。
5分	【シミュレーション】（状況設定2）	
15分	【デブリーフィング】（2回目）	
10分	・まとめ	

※時間配分は目安である。

7 設営シート

古賀千鳥さん
- 80歳　女性　日本人
- 身長157cm　体重50kg
- 診断：肺炎
- キーパーソン：娘
- 日常生活動作：自立
- アレルギー：なし
- 既往歴：なし

①危険度が高い状況
②患者が動くと危険な状況
③細やかな配慮や気配りが必要な状況
など，①〜③の視点を含む7項目の状況を設定する。

【病室の環境】
・ベッド柵がない
・布団が丸まり，病衣がめくれている
・シーツに大きなシミがある
・床頭台が遠い所にある
・古いカレンダーが置いてある
・布団の下にフォークがある
・ベッドネームがない

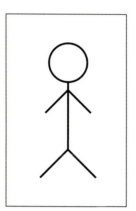

8 学生と教員の配置

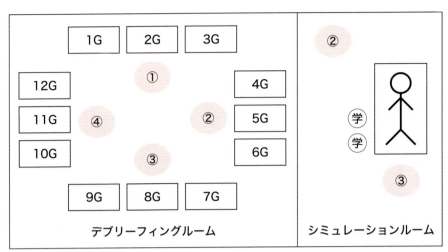

※2名の学生がシミュレーションルームで実施し，残りの48名は見学する。

<役割シート>

	役　割	指導者
主デブリーファー	本時の演習の主担当者，デブリーフィングのリーダー	教員①
副デブリーファー	リーダーのデブリーファーの指示をもとに学生のデブリーフィングを支援	教員②③④
ファシリテーター	シミュレーション場面における学生の指示，サポート	教員②
模擬患者	患者役	教員③

※撮影が必要な場合はさらに1～2名配置する。

シナリオ No.1　基礎看護学：環境整備

9 ｜ デブリーフィングガイドシート

このシナリオのデブリーフィングで特に学生に学ばせたいのは，「患者への配慮」と「安全・安楽の視点」である。以下に一部抜粋した内容を示す。

◆=学生への質問，または学生がディスカッションする課題
◆=ディスカッションで導き出してほしい内容

目　標	デブリーフィングガイド	進行の目安
① 患者に挨拶ができる。	◆1：訪室する際，気をつけたことや配慮したことを挙げてください。 ◆1：挨拶をする，患者本人による口頭での確認，ベッドネームやリストバンドで患者を確認する，患者の声のトーンや表情を観察するなど	シミュレーションごとに実施
② 患者の安全・安楽を脅かす環境に気づくことができる。	◆2：安全・安楽を脅かす環境について気づいたことを挙げてください。 ◆2：状況設定1・2共通 ①危険度が高い状況，②患者が動くと危険な状況，③細やかな配慮や気配りが必要な状況など，①〜③の視点を含む7項目の状況から安全・安楽を脅かす環境について課題にする	
③ 患者にとって安全・安楽な療養環境を整えることができる。	◆3：安全・安楽な環境のために整備したことを挙げてください。 ◆3：①危険度が高い状況，②患者が動くと危険な状況，③細やかな配慮や気配りが必要な状況など，①〜③の視点を含む7項目の状況を整備する方法について考え，話し合えるようにする	
④ その場に応じた配慮ができる。	◆4：環境整備を実施するにあたり，ほかに気づいたことはありませんか？ ◆4：聞き取りやすい声でコミュニケーションを図る，患者に声をかけるときは目線を合わせ，患者の表情を観察しながらコミュニケーションを図るなど，学生同士で話し合えるようにする ◆5：朝の挨拶や環境整備の際，大切だと思うことや，今後患者を訪室する際心がけたいと考えることを，自由にメンバーと話し合ってまとめましょう。 ◆5：◆1〜◆4を統合してまとめる	2組目のシミュレーション後のみ実施

83

基礎看護学

フィジカルアセスメント

タスクトレーニング   Task Training

1 | カリキュラム全体の当該科目の位置づけ

　本科目は，1年次の「人体の構造」「人体の機能」の受講により，解剖生理学の基礎的な知識を修得した後の2年前期に開講される。また，2年前期は，「病態・疾病論」を履修中の時期である。さらに，同時期に開講される「看護過程」において，フィジカルアセスメントで学ぶ，対象者の情報を意図的に収集し，アセスメントする能力は，看護過程を展開するうえで要となる。

　授業概要は，看護の対象となる人々を理解する1つの技法であるヘルスアセスメントについて，その重要性を理解するとともに，フィジカルアセスメントについて学習することである。身体面について系統的に情報収集し，その結果をアセスメントする技術・態度を習得する。さらに，疾患をもつ患者（シミュレーター）を用いた事例演習を行い，対象に応じたフィジカルアセスメントを実施できることを目指す。

2 | 当該科目におけるシミュレーション演習の位置づけ

　フィジカルアセスメントの科目目標（表Ⅲ-2-1）のうち，「2. フィジカルアセスメントに必要とされる知識を説明できる。」「3. 基本的なフィジカルイグザミネーションを正確かつ安全・安楽に実施できる。」「4. フィジカルイグザミネーションで得られた結果をアセスメントし，正しく表現できる。」について，シミュレーション演習では呼吸器系疾患をもつ患者および消化器系疾患をもつ患者事例で学習を行う。これらの疾患の事例を選択した理由は，授業回数が限られ複数の事例に時間を割くことができないこと，臨地実習において呼吸器系および消化器系のフィジカルアセスメントを実施するシチュエーションが多く，それを実践できる能力を身につけ，臨地実習に臨むことが必要と考えたためである。

シナリオ No.2　基礎看護学：フィジカルアセスメント

表Ⅲ-2-1 | シラバス

授業科目名	必・選	単位数	学年	開講期
フィジカルアセスメント 【Physical Assessment】	必修	1単位	2年	前期

ディプロマ・ポリシー
□キリスト教の愛の精神に基づき「その人をその人として大切にする」こころを身につけた人 ■人間を全人的に理解し，生命の尊厳と人権の尊重に基づく倫理観をもち，他者の権利擁護につとめることができる人 □人とのかかわりを通して，他者の成長を助けるとともに自分も成長できる人 ■看護の専門職として必要な問題解決能力をもち，確かな知識に裏づけられた看護実践ができる人 □さまざまな専門職と協働し，組織の中で連携しながら看護の役割と責任を果たすことができる人 □広い視野をもって継続的に自己研鑽ができる人

科目目標
1. ヘルスアセスメントおよびフィジカルアセスメントの意義と重要性を説明できる。 2. フィジカルアセスメントに必要とされる知識を説明できる。 3. 基本的なフィジカルイグザミネーションを正確かつ安全・安楽に実施できる。 4. フィジカルイグザミネーションで得られた結果をアセスメントし，正しく表現できる。 5. アセスメント結果から，必要な看護を考えることができる。

授業の運営
この授業は，事例を用いた課題学習，グループワーク，プレゼンテーションなどアクティブラーニングを取り入れる。基本的な技術の習得のためのタスクトレーニングも行う。また，知識の確認のための知識確認テストも取り入れる。

回数	授業内容（旧カリ）	回数	授業内容（新カリ）
1	ヘルスアセスメントの意義　フィジカルアセスメントとは　全身の概観　身体計測	1	ヘルスアセスメントおよびフィジカルアセスメントの意義　健康歴聴取　全体の概観
2	健康歴聴取および記録の実施	2	健康歴聴取および記録の実施
3,4	呼吸器系，循環器系，乳房・腋窩のフィジカルアセスメント	3-5	呼吸器系，循環器系，乳房・腋窩のフィジカルアセスメント ・知識確認テスト，補足説明 ・グループワーク ・プレゼンテーション
5	呼吸器系のフィジカルイグザミネーションのタスクトレーニング	6	呼吸器系疾患患者，循環器系疾患患者のフィジカルイグザミネーションのタスクトレーニング
6	循環器系のフィジカルイグザミネーションのタスクトレーニング	7,8	シミュレーション演習（呼吸器系疾患患者）
7,8	バイタルサインと一般状態の観察・報告・記録の実施	9-11	腹部（消化器系），頭頸部・神経系，筋・骨格系のフィジカルアセスメント ・知識確認テスト，補足説明 ・グループワーク ・プレゼンテーション
9-11	頭頸部，腹部（消化器系），筋・骨格系，神経系のフィジカルアセスメント	12,13	消化器系疾患患者，頭頸部・神経系疾患患者のフィジカルイグザミネーションのタスクトレーニング
12,13	身体計測，頭頸部，腹部（消化器系）のフィジカルイグザミネーションのタスクトレーニング	14,15	シミュレーション演習（消化器系疾患患者）
14	筋・骨格系，神経系のフィジカルイグザミネーションのタスクトレーニング		
15	まとめと評価		

評価方法
筆記試験50％／知識確認テスト10％／プレゼンテーション20％／グループレポート10％／グループワーク貢献度10％

【科目目標】
2. フィジカルアセスメントに必要とされる知識を説明できる。
3. 基本的なフィジカルイグザミネーションを正確かつ安全・安楽に実施できる。
4. フィジカルイグザミネーションで得られた結果をアセスメントし，正しく表現できる。

【シミュレーション演習の目標】
① 呼吸器系（消化器系）疾患をもつ患者のフィジカルアセスメントに必要とされる知識を説明できる。
② 呼吸器系（消化器系）疾患をもつ患者にフィジカルイグザミネーションを正確かつ安全・安楽に実施できる。
③ 得られた結果をアセスメントし，正しく記録および報告ができる。

図Ⅲ-2-1 | 科目目標とシミュレーション演習の目標との関係

　そこで，シミュレーション演習の目的を「呼吸器系（消化器系）疾患をもつ患者のフィジカルアセスメントを行う際に必要とされる基本的な知識と技術を養う。」とし，シミュレーション演習の目標は図Ⅲ-2-1に示すとおりとした。このシミュレーション演習の目標を達成するために，授業3〜5回目に呼吸器系疾患をもつ患者のフィジカルアセスメントに必要な知識について事前学習課題およびグループプレゼンテーションを通して学び，6回目のタスクトレーニングで対象に応じた正確かつ安全・安楽なフィジカルイグザミネーションを練習する。その後，7・8回目のシミュレーション演習で，3〜6回目の授業で学んだことを統合して事例患者にフィジカルイグザミネーションを実施し，かつ得られた結果をアセスメントし，正しく記録および報告ができるよう設計した。消化器系疾患についても同様の流れである。

3　学生のレディネス

①知識

　学生は，「人体の構造」「人体の機能」の履修は済んでいるものの，その知識がどのように看護と関連するのか認識できていないことが少なくない。また，「病態・疾病論」を受講しているが，疾患の症状をイメージしにくいと考えられる。そのため，対象を観察したときに起きている状況を解剖生理学や疾患と結びつけてアセスメントし，その結果を看護につなげることが難しいと予測される。

②技術

　学生は，フィジカルアセスメントを実施するうえで必要となるコミュニケーション技術やバイタルサインの観察および記録方法を1年次に習得しているため，患者への挨拶や声かけ，得られたデータのアセスメントや記録方

法（SOAP記録）をシミュレーション演習で活用できると考える。

③**態度**

　従来の看護技術演習では，学生間で看護者役と患者役を演じていたが，臨地実習の経験がなく実際に患者と接したこともない学生には，事例患者を演じることに限界がある。そのため，患者役の学生は看護者役の学生に合わせた反応をし，看護者役の学生は患者の状況やニーズに応じた援助というよりは，自己の技術遂行を優先する傾向がある。また，学生は本科目の演習後に初めての臨地実習を履修する。患者を想定したシミュレーション演習は臨地実習経験のない学生にとって緊張が強い反面，臨床に近いシチュエーションを体験できるため，興味・関心が高いことも考えられる。

4　シミュレーション演習を取り入れるためのポイント〜技術を確認する一方法

　本科目の開講年次を1年後期から2年前期に変更し，教授内容の見直しを行った（**図Ⅲ-2-2**）。

　旧カリキュラムでは1年後期の開講であったため，「人体の構造」「人体の機能」は履修途中，「病態・疾病論」は一部履修が開始された時期であった。そのため，フィジカルアセスメントを実施する対象に疾患をもつ患者を設定することが難しかった。

　新カリキュラムでは，「病態・疾病論」の履修進行中の2年前期に開講時期を変更することで，疾患をもつ事例患者のフィジカルアセスメントを実施する演習とした。また，学生は事例患者のフィジカルアセスメントを実施する前にグループディスカッションやプレゼンテーションを行うため，旧カリキュラムでは不十分であった「人体の構造」「人体の機能」や「病態・疾病論」で学んだ知識の復習が不可欠となる。さらに，その後にシミュレーション演習を行い，疾患をもつ患者の観察を体験することで，既習の学習と看護のつながりを見出せることを期待する。

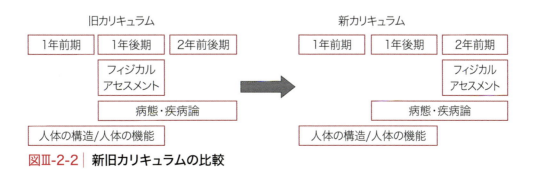

図Ⅲ-2-2　新旧カリキュラムの比較

授業方法としては，旧カリキュラムでは，2回の講義による受動的学習が中心であったが，シミュレーション演習を取り入れるにあたって，アクティブラーニングに変更した。シミュレーション演習前には，事前学習課題や知識確認テスト，グループプレゼンテーションによって学生が自ら学習に取り組み，学ぶ姿勢を養う。また，学生は知識確認テストやグループプレゼンテーションにより学習途中に評価を受けることで，自らの学習到達度を確認しながら進行することが可能となる。

演習方法としては，旧カリキュラムでは，一部ロールプレイを含むものの学生同士のタスクトレーニングが中心であった。患者役を学生が演じるため，フィジカルイグザミネーションを正確かつ安全・安楽に実施できているのか客観的な評価ができないという課題があった。シミュレーション演習での評価を取り入れることで，事例患者に対して正確かつ安全・安楽なフィジカルイグザミネーションの方法はどのようなものかを考え，実施すること，また，フィードバックにより知識と技術の統合や新たな学習課題を確認し合えることを期待する。また，新カリキュラムでは，シミュレーターを用いることで，事例に応じた症状や状況に応じた反応を示すことが可能となった。

⑤ シナリオデザインシート

テーマ	呼吸器系（消化器系）のフィジカルアセスメント
学年・全体人数	2年・100名（50名ずつ2回に分けて実施。1グループ3〜4名とし，13グループを編成）
全体の時間	180分（2コマ）
シミュレーション演習の目標	①呼吸器系（消化器系）疾患をもつ患者のフィジカルアセスメントに必要とされる知識を説明できる。 ②呼吸器系（消化器系）疾患をもつ患者にフィジカルイグザミネーションを正確かつ安全・安楽に実施できる。 ③得られた結果をアセスメントし，正しく記録および報告ができる。
シミュレーションの課題	「設営シート」の各課題を参照
事前学習	事前に示した情報を確認し，必要なチェックリストやテキスト等を参照させる。

基礎看護学：フィジカルアセスメント

6 本時のアウトラインシート

時間配分	授業の進行	教員のかかわり・留意点
10分	【ブリーフィング】 ・オリエンテーション ・本日の目標，スケジュールの確認 ・病室の環境説明	
10分	【セッション1：シミュレーション】 ■学生に期待する動き 　・手指消毒 　・挨拶 　・フィジカルイグザミネーション ※待機者はデブリーフィングルームでチェックリストを基にフィジカルイグザミネーションの確認を行う。	・4ブースで各1名（計4名）同時に実施させる。 ・教員はチェックリストを基に実施者のフィジカルイグザミネーションを評価する。 ・実施者が戸惑っていたり，行動できない場合は，行動できるよう留意し声かけを行う。 ・技術等が不十分であっても見守り，途中で止めない。
10分	【セッション2：記録】 ・フィジカルイグザミネーションの結果について，アセスメントを行い記録用紙に記載する。	
10分	【セッション3：報告・フィードバック】 ・記録用紙を基にアセスメントした内容を看護師役の教員へ報告する。	
	セッション1〜3を13グループに対し繰り返し実施する。 ※1グループ目がセッション2を開始すると同時に2グループ目がセッション1を開始する。 ※3つのセッションを終了した学生はデブリーフィングルームでフィードバックを基に振り返りを行う。	
20分	・まとめ	

※時間配分は目安である。

7 設営シート〜セッション1の事例の概要

事例 A

酸素流量計，鼻腔カニューレ設置（現在は使用していない）

三宅さん
・65歳　男性　間質性肺炎

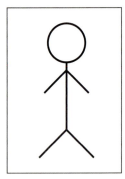
ベッド上で仰臥位（正面）

【状態】
- BT=36.4℃，RR=12回/分，PR=60回/分，BP=118/60mmHg，安静時SpO$_2$=97%（酸素投与なし）。
- 乾性咳嗽あり，労作時の息苦しさ軽度あり。
- 左右下肺野に捻髪音あり。
- 独歩で室内トイレへ行くが，ベッドに戻ると肩呼吸し，息苦しさの自覚あり，SpO$_2$=93%まで低下しているが，休憩するとすぐにSpO$_2$=96%へ上昇が見られる。
- それ以外の特記すべき事項なし。

■シミュレーションの課題

　本日は入院後5日目の朝10時です。入院中の三宅さんは，労作時の息苦しさが軽度ありますが，酸素は投与されていません。三宅さんのバイタルサインの測定，呼吸器系のフィジカルイグザミネーションを行ってください。シミュレーションの時間は10分です。

事例 B

酸素流量計，鼻腔カニューレ設置（現在は使用していない）

宗像さん
・30歳　男性　気管支喘息

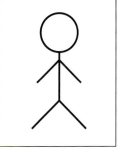
ベッド上で起坐位（正面）

【状態】
- BT=36.6℃，RR=18回/分，PR=76回/分，BP=120/62mmHg。
- 安静時SpO$_2$=98%（酸素投与なし）。
- 湿性咳嗽あり，呼吸困難軽度あり。主気管支に笛音あり。
- 臥床すると呼吸困難感が増強するため，起坐位で過ごしている。
- それ以外の特記すべき事項なし。

■シミュレーションの課題

本日は入院後2日目の朝10時です。入院中の宗像さんは，呼吸困難がありますが，酸素は投与されていません。宗像さんのバイタルサインの測定，呼吸器系のフィジカルイグザミネーションを行ってください。シミュレーションの時間は10分です。

事例C

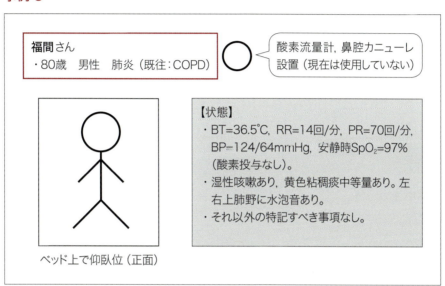

福間さん
・80歳　男性　肺炎（既往：COPD）

酸素流量計，鼻腔カニューレ設置（現在は使用していない）

【状態】
・BT=36.5℃, RR=14回/分, PR=70回/分, BP=124/64mmHg, 安静時SpO₂=97%（酸素投与なし）。
・湿性咳嗽あり，黄色粘稠痰中等量あり。左右上肺野に水泡音あり。
・それ以外の特記すべき事項なし。

ベッド上で仰臥位（正面）

■シミュレーションの課題

本日は入院後3日目の朝10時です。入院中の福間さんは，入院時みられた発熱は現在落ち着いており，酸素は投与されていません。福間さんのバイタルサインの測定，呼吸器系のフィジカルイグザミネーションを行ってください。シミュレーションの時間は10分です。

事例 D

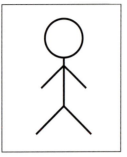

新宮さん
・20歳　女性

【状態】
・BT=38.2℃, RR=20回/分, PR=84回/分, BP=118/60mmHg。
・安静時SpO₂=99%（酸素投与なし）。
・湿性咳嗽あり, 白色粘稠痰少量あり。鼻汁あり, 咽頭痛あり。倦怠感あり。呼吸音正常。
・それ以外の特記すべき事項なし。

ベッド上で右側臥位

■シミュレーションの課題

　昨日より38℃台の発熱と咳嗽があるため, 外来を受診しています。朝9時です。倦怠感があるため, ベッド上に臥床しています。新宮さんのバイタルサインの測定, 呼吸器系のフィジカルイグザミネーションを行ってください。シミュレーションの時間は10分です。

8 | 学生と教員の配置 〜セッション1・2・3のラウンド方式

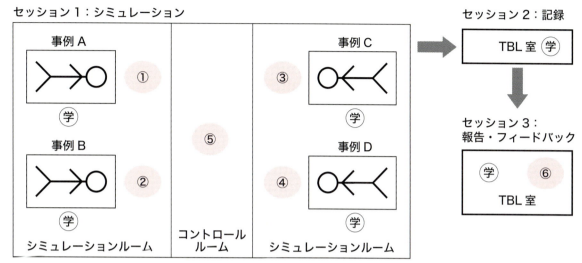

※「セッション1」では1グループ3〜4名が、各ブースに1名ずつ配置されシミュレーションを実施する。
※「セッション2」ではシミュレーション実施後、フィジカルイグザミネーションの結果を記録用紙に記載する。
※「セッション3」では記載した記録用紙を基に看護師役の教員へ報告を行い、フィードバックを受ける。

<役割シート>

	役 割	指導者
ファシリテーター	事例A, B, C, Dいずれかを担当し、シミュレーション時に、ファシリテートおよび患者役としての応答を行う。また、チェックリストを基に評価を行う。	教員①〜④
タイムキーパー	シミュレーション開始、終了をアナウンスする。	教員⑤
看護師役	フィジカルアセスメントの報告を受ける。学生の報告内容およびフィジカルイグザミネーションの評価表を基にフィードバックを行う。	教員⑥

※シナリオNo.2は技術を確認するシミュレーション演習のため、デブリーフィングは行わない。

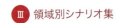

シナリオ No.3　成人看護学　2年前期

糖尿病患者の観察

シチュエーション・ベースド・トレーニング　Situation Based Training

1 カリキュラム全体の当該科目の位置づけ

　本科目は，1年次の「人体の構造」「人体の機能」「病態・疾病論Ⅰ・Ⅱ」「薬理学」等の専門基礎分野科目に加え，「成人看護学概論」を履修した後，2年前期に周手術期患者の看護を学習する「成人看護援助論Ⅰ（周術期総論）」と並行して開講される。

　授業では，慢性疾患を抱える成人期の身体的・精神的および社会的特徴を踏まえ，対象の健康問題を理解し，基本的ニーズに応じた適切な看護援助を提供するための基礎知識，アセスメント能力，問題解決能力，看護技術等を修得する。さらに，対象者がセルフケア能力を高め日常生活が維持できるために必要な支援と継続看護の重要性を学習する。

2 当該科目におけるシミュレーション演習の位置づけ

　「成人看護援助論Ⅲ」の科目目標（表Ⅲ-3-1）の「2. 慢性期における諸局面に応じた治療・検査・療養管理に伴う看護について説明できる。」を達成するために，「成人期にあるⅡ型糖尿病患者の治療・検査・療養管理に関する知識を看護実践に活用する能力を養う。」を目的とした演習を設計し，シミュレーション演習を含め計4回で構成した。シミュレーション演習では，講義で学習した糖尿病患者の治療・検査・療養管理に関する看護の知識を，実践に活用する方法を学習する。シミュレーション演習の目標は，「①Ⅱ型糖尿病患者の状態を観察する項目を記述できる。②①の観察項目のうち，優先度を考慮した観察ができる。」とし，（病態）関連図の作成を取り入れ，患者の状態を観察するために必要な情報を収集する場面をシミュレートした（図Ⅲ-3-1）。

　全学生がシミュレーション演習と課題演習を終えた15回目の演習では，

シナリオ No.3　成人看護学：糖尿病患者の観察

表Ⅲ-3-1 │ シラバス

授業科目名	必・選	単位数	学年	開講期
成人看護援助論Ⅲ （慢性疾患をもつ成人の看護） 【Adult Nursing Ⅲ】	必修	2単位	2年	前期

ディプロマ・ポリシー

□キリスト教の愛の精神に基づき「その人をその人として大切にする」こころを身につけた人
□人間を全人的に理解し，生命の尊厳と人権の尊重に基づく倫理観をもち，他者の権利擁護につとめることができる人
□人とのかかわりを通して，他者の成長を助けるとともに自分も成長できる人
■看護の専門職として必要な問題解決能力をもち，確かな知識に裏づけられた看護実践ができる人
■さまざまな専門職と協働し，組織の中で連携しながら看護の役割と責任を果たすことができる人
□広い視野をもって継続的に自己研鑽ができる人

科目目標

1. 慢性的な健康障害をもつ対象とその家族の特徴を身体的・精神的・社会的側面から説明できる。
2. 慢性期における諸局面（寛解期・急性増悪期）に応じた治療・検査・療養管理に伴う看護について説明できる。
3. 慢性的な健康障害をもつ対象が，機能障害や生活制限を受容し，その人らしく生活を再構築できるための看護について説明できる。
4. 慢性的な健康障害をもつ対象の在宅療養に向けた退院支援，社会資源の活用方法について説明できる。
5. 全身状態が悪化し，終末期/臨死期に移行した対象への倫理的側面からの看護について説明できる。

授業の運営

この授業は，事例を用いた課題学習，グループワーク，プレゼンテーションなどアクティブラーニングを取り入れる。また，知識の確認を行うための小テストも取り入れる。

回数	授業内容（旧カリ）	回数	授業内容（新カリ）	
1	慢性期，終末期看護の概要と理論	1	慢性期，終末期看護の概要と理論	
2-4	呼吸機能障害患者の看護	2-3	呼吸機能障害患者の看護	
5-7	内分泌・代謝異常患者の看護	4,5	循環機能障害患者の看護	
8-10	腎機能障害患者の看護	6	腎機能障害患者の看護	
11-14	循環機能障害患者の看護	7	自己免疫疾患患者の看護	
15	前期まとめ	8,9	がん看護	
16-18	血液・造血器疾患患者の看護	10,11	内分泌・代謝異常患者の看護	
19,20	自己免疫疾患患者の看護	12	シミュレーション演習の事前テスト等	
21-23	がん看護	13	Aクラス シミュレーション演習	Bクラス 課題演習：関連図作成
24-29	シミュレーション演習（Ⅱ型糖尿病）	14	課題演習：関連図作成	シミュレーション演習
30	後期まとめ	15	シミュレーション学習の振り返り	

評価方法

筆記試験70％／シミュレーション演習前の事前テストとグループで作成したテスト解説10％／シミュレーション後の関連図5％／患者の要約内容5％／事後の筆記試験10％

95

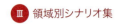

> 【科目目標】
> 2. 慢性期における諸局面に応じた治療・検査・療養管理に伴う看護について説明できる。

> 【演習目的】
> 成人期にあるⅡ型糖尿病患者の治療・検査・療養管理に関する知識を看護実践に活用する能力を養う。

> 【シミュレーション演習の目標】
> ①Ⅱ型糖尿病患者の状態を観察する項目を記述できる。
> ②①の観察項目のうち，優先度を考慮した観察ができる。

図Ⅲ-3-1 科目目標とシミュレーション演習の目標との関係

学生がシミュレーションで観察・収集した患者のデータをアセスメントする振り返りを計画した．その後，データと分析内容，そして今後の援助の必要性を含めた要約を記述し，看護師に報告できることを目標としたミニシミュレーションを計画した．

3 学生のレディネス

①知識

対象となる学生は，糖尿病に関係する人体の構造と機能，病態生理や検査・治療とそれに伴う看護は講義で学習している．

②技術・態度

糖尿病患者を観察するためのバイタルサイン測定の技術は修得している．実習経験が少なく，患者とのコミュニケーション技術は未熟だといえる．「コミュニケーション・リテラシー」で模擬患者とのコミュニケーションのタスクトレーニングを経験しているが，患者の主観的な情報を得たいときに，会話の中から必要な情報を引き出し，話を展開するといった技術については学習の途中である．

③その他：発達・生活など

学生は生活体験の乏しさもあり，患者が日常生活の中に治療を取り入れることが，どのような経験であるのかを想像することが難しい状況だといえる．

学生は1年次より多くの科目でグループ学習を経験している．しかし，メンバー構成は科目ごとに異なるため，日常で交流が少ない学生同士が同じグループになった場合，ディスカッションで自分の意見を表現するまでに時間を要することが想定される．そのためシミュレーション学習では，活発なグループディスカッションとなるために，グループメンバーの関係が学習にプ

ラスの影響となるようなアイスブレーキングを検討する。

4 シミュレーション演習を取り入れるための ポイント

　旧カリキュラムでは，本科目は前・後期の通年科目であったが，新カリキュラムでは授業内容を精選し前期のみの授業科目とした。

　糖尿病患者の看護は，看護師国家試験においても出題の頻度は多く，看護基礎教育課程の中で重視する学習内容だといえる。さらに，看護学教育モデル・コア・カリキュラムにおいても，慢性期にある患者への看護実践の学習目標は，慢性疾患の特徴と治療経過を理解し，検査値等によるコントロール状況のアセスメントができること，さらに薬物療法等の治療効果や副作用を判断できる等10項目がある。これらの学習目標は，慢性疾患の代表でもある糖尿病を抱える患者の看護を基本に，他疾患にも応用し，達成できるようにしたい。

　そこで，本授業では糖尿病の成り立ちや合併症，治療の種類と内容，看護などについて講義形式で知識を習得した後，看護実践の場に活用する方法について演習を通して学び，シミュレーションという模擬経験を通して学習する機会を設計する。

5 シナリオデザインシート

テーマ	Ⅱ型糖尿病患者の状態の観察
学年・全体人数	2年・100名（50名ずつ2回に分けて実施。1グループ5名で10グループを編成）
全体の時間	90分（1コマ）×2回※
シミュレーション演習の目標	①Ⅱ型糖尿病患者の状態を観察する項目を記述できる。 ②①の観察項目のうち，優先度を考慮した観察ができる。
シミュレーションの課題	あなたは4人部屋に入院している小野さんを本日から受け持ちます。入院3日目の朝10時の小野さんの状態を観察してください。シミュレーションの時間は5分です。
事前学習	Ⅱ型糖尿病患者の病態・検査と症状，食事療法，運動療法の目的と薬物療法の種類，副作用に関する事前テスト（演習1回目の筆記試験）を復習する。

※シミュレーションを実施しないほうのクラスは以下の「課題演習」を行う。
※「課題演習」①Ⅱ型糖尿病の病態関連図をグループで作成する（45分間）⇒②他グループと意見交換（20分間）⇒③関連図修正（25分間）

6 本時のアウトラインシート

時間配分	授業の進行	教員のかかわり・留意点
20分	【ブリーフィング】 ・オリエンテーション ・本日の目標とスケジュールの確認 ・事例提示（情報把握） ・事例の観察項目確認 ・実施者の決定 ・病室の環境説明，患者役への挨拶	・グループごとに観察項目をホワイトボードに記載するよう指示する。 ・わからない場合は，資料を参考にしてもよいと指示する。
5分	【シミュレーション】 ■学生に期待する動き ○観察項目を挙げる（目標①） ・体温，脈拍，血圧等 ○優先度を考えた観察（目標②） ・内服時間や食事と間食に関して患者に確認する。	・5分間ですべて終わらなくても，時間になったらシミュレーションを終わらせる。 ・観察者には病室の環境や気づいたことを記述しておくよう指示し，病室入口付近で見学させる。 ・シミュレーション終了時には実施者に感想や留意した点などを尋ね，ねぎらいや実施内容を支持する。同時に，観察者にも気づいた点の発言を促し，場面の状況を映像で見た学生と共有する。
20分	【デブリーフィング】	・主デブリーファーは，クラス全体にデブリーフィングの視点を示し，それに基づき副デブリーファーは担当するグループのデブリーフィングを支援する。主デブリーファーはクラス全体のデブリーフィング内容を確認し，グループの意見や疑問点はその場で学生に発表を促し，他のグループに回答を促す。 ・1回のデブリーフィングは学生が集中できる時間で設定し，1回のデブリーフィングでさらに時間を区切ることで，学生がすぐに活動を始める効果も期待できる。 ・ディスカッションが進まない場合は，デブリーファーが参考になる資料を提示・配布するなど，学生のディスカッションが活発になるように支援する。
	・シミュレーションとデブリーフィングを繰り返す	
10分	・まとめ	

※時間配分は目安である。

7 設営シート

小野和子さん
- 55歳　女性　日本人
- 身長155cm　体重63kg
- キーパーソン：夫（61歳）
- 日常生活動作：自立
- アレルギーなし
- 既往歴なし
- 診断：Ⅱ型糖尿病

- BT=36.5℃, RR=12回/分, SpO$_2$=99%, PR=72回/分, BP=156/92mmHg。
- 表情穏やか, 顔色良好, 朝食全量摂取。
- 9時頃饅頭を1つ摂取している（ごみ箱に空袋有）。
- 3日間排便がない。尿回数7回/日。
- 夜はよく眠れた。
- 低血糖症状なし, 高血糖症状の口喝感あり。足底のびりびりした痺れ軽度あり（両足）。
- 朝食後に空腹のためお菓子を食べた。

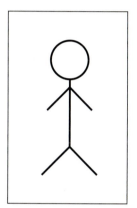

ベッド上で長座位（正面）

【現病歴】
- 5年前, 口渇と倦怠感が持続するため近医を受診したところ, 尿糖および血糖の高値を指摘された。精査の結果, Ⅱ型糖尿病の診断を受ける（空腹時血糖, HbA1cともに高値）。
- 外来で栄養指導を2回ほど受けたが自覚症状がなく, 受診も途中でやめてしまった。
- 今年, 糖尿病を患っていた知人が視覚障害で日常生活が一人でできなくなったと聞き, 夫に治療をすすめられ入院となる。

【入院後の治療】
- 食事療法, 運動療法, 薬物療法（血糖降下薬を入院3日目から開始）

【入院後の経過】
- 入院2日目にブドウ糖負荷試験を受け, いずれの値も血糖値は高値。
- 病院食は毎食全量摂取し, 家族からの差し入れの間食をしている。
- 医師より, 本日（入院3日目）から経口血糖降下剤の内服（2回/日, 食前）の開始と毎食前の血糖測定の指示が出されている。
- 今朝の朝食前の血糖値は200mg/dl台。

8 学生と教員の配置

　各グループに1台ずつホワイトボードを設置し，患者情報と本日の学習目標を掲示する。

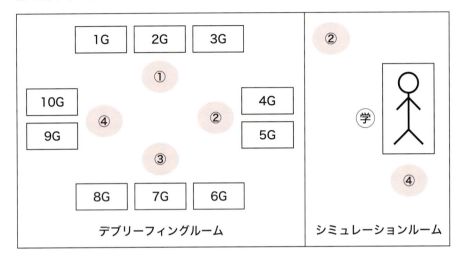

＜役割シート＞

	役　割	指導者
主デブリーファー	本時の演習の主担当者，デブリーフィングのリーダー	教員①
副デブリーファー	リーダーのデブリーファーの指示をもとに学生のデブリーフィングを支援	教員②③④
ファシリテーター	シミュレーション場面における学生の指示，サポート	教員②
模擬患者	患者役	教員④

※撮影が必要な場合はさらに1〜2名配置する。

9 デブリーフィングガイドシート

このシナリオのデブリーフィングで特に学生に学ばせたいのは,「患者が薬物療法を開始した日に,血糖値の変動が起こり得ることを予測して,観察の優先順位を考えること」である。以下に一部抜粋した内容を示す。

◆=学生への質問,または学生がディスカッションする課題
◆=ディスカッションで導き出してほしい内容

目 標	デブリーフィングガイド	進行の目安
① Ⅱ型糖尿病患者の状態を観察する項目を記述できる。	◆1：グループでホワイトボードに観察項目を記載してもらう。 ◆1：バイタルサイン,食事摂取量（朝食）,間食の量と内容,血糖降下剤の内服の有無と時間,低血糖症状,高血糖症状,合併症による症状,生活習慣など ◆2：ホワイトボードの観察項目のうち,シミュレーションで観察していた項目に印をつけてもらう。 ◆2：◆1を参照する。	1人目実施後
② ①の観察項目のうち,優先度を考慮した観察ができる。	◆3：入院3日目の状況から優先度が高い観察項目は何かをグループで検討するよう促す。 ◆3：薬剤の副作用の観察,血糖値に影響を及ぼす食事摂取量や間食,高血糖低血糖症状 ◆4：（2人目の実施者に）観察項目を優先した理由を発表してもらう。異なるグループに発表してもらう。 ◆4：血糖降下剤の血中濃度の変化と食事摂取による血糖値の変動,薬剤の副作用など。意見が出ない場合は,資料の指示を行う。 ◆5：1回目の観察と2回目の優先度を考えた観察の違いで気づいたことは何かを問いかける。 ◆5：Ⅱ型糖尿病の患者の観察項目は多くみられるが,患者の状態によって優先度の高い観察項目がある。患者にとって何が優先されるのかを考慮することが重要である。	2人目実施後

シナリオ No.4 老年看護学

2年後期

認知症高齢者へのかかわり

シチュエーション・ベースド・トレーニング　Situation Based Training

1 | カリキュラム全体の当該科目の位置づけ

　本科目は，専門基礎分野の「人体の構造」「人体の機能」「病態・疾病論Ⅰ」，専門分野Ⅰの「看護学概論」「基礎看護学方法論」「基礎看護学実習Ⅰ」「看護過程」などを履修した後，2年前期の「老年看護学概論」に引き続き，2年後期に開講される。

　授業概要は，老年期に生きる意味と価値や，加齢による心身への影響についての理解を基盤とする。そのうえで，高齢者の意思決定を支え，心身機能の維持や健康障害からの回復ならびに安らかな死を支えるための知識と技術を学ぶ。加えて，地域で療養生活を営むために必要な支援について，継続看護，地域包括ケアシステムの視点で学習する。

2 | 当該科目におけるシミュレーション演習の位置づけ

　表Ⅲ-4-1に示す本科目の目標のうち，「4.認知症における看護について説明できる。」に基づき，本シミュレーション演習では，認知症高齢者の認知状況の観察・聞き取りをするために必要な項目や声かけの方法を学習する。そこで，演習目的を「認知症高齢者に対する認知状況の観察・聞き取りができる。」，シミュレーション演習の目標を，「①認知状況の観察・確認事項がわかる。②認知症のある高齢者へ声かけの基本がわかる。」とし，全2回で構成した（図Ⅲ-4-1）。

　認知症看護についての講義は，図Ⅲ-4-2に示した項目で構成し，そのうちの症状の把握，コミュニケーションが今回のシナリオ目標に連動する。

　学生が実習で認知症高齢者を受け持つことを想定し，見当識障害や短期記憶障害をもつ高齢者へ，意図的に認知状況の把握を行う場面を設定した。

シナリオ No.4 老年看護学：認知症高齢者へのかかわり

表Ⅲ-4-1 | シラバス

授業科目名	必・選	単位数	学年	開講期
老年看護援助論【Geliatric Nursing】	必修	2単位	2年	後期

ディプロマ・ポリシー

■キリスト教の愛の精神に基づき「その人をその人として大切にする」こころを身につけた人
■人間を全人的に理解し，生命の尊厳と人権の尊重に基づく倫理観をもち，他者の権利擁護につとめることができる人
■人とのかかわりを通して，他者の成長を助けるとともに自分も成長できる人
■看護の専門職として必要な問題解決能力をもち，確かな知識に裏づけられた看護実践ができる人
■さまざまな専門職と協働し，組織の中で連携しながら看護の役割と責任を果たすことができる人
■広い視野をもって継続的に自己研鑽ができる人

科目目標

1. 高齢者における加齢変化に基づいたアセスメントについて説明できる。
2. 高齢者に特徴的な症状および疾患の看護について説明できる。
3. 周手術期，リハビリテーション，終末期における看護について，説明できる。
4. 認知症における看護について説明できる。
5. 病院，施設での看護の特徴を説明できる。
6. 老年看護援助の基本について，説明できる（食事，活動・休息，排泄，清潔）。

授業の運営

・パワーポイント，配布印刷物を活用して講義を行う。また，コメントシートを使用する。
・個人レポート（全2回）とグループディスカッション，グループ発表会（全1回）を行う。
・シミュレーション学習：認知症高齢者への聞き取りの理解について（全1回）。

回数	授業内容（旧カリ）	回数	授業内容（新カリ）
1	高齢者の加齢変化を踏まえたアセスメント，フィジカルアセスメント	1	加齢変化を踏まえたアセスメント
2	症状別看護：脱水，うつ/せん妄，廃用症候群，骨粗鬆症，転倒予防，誤嚥/窒息	2	転倒，誤嚥，感染など，予防に向けた援助
3	高齢者に特徴的な疾患別看護（老年の視点から）：肺炎，脳卒中，骨折	3	脳卒中，骨折，心不全など特徴的な疾患への援助
4	高齢者に特徴的な疾患別看護（老年の視点から）：心不全	4	検査時，周手術期，リハビリテーション時，高齢者の終末期への援助
5	検査，手術，リハビリテーション時の看護，高齢者の終末期ケア	5	病院，施設での看護の特徴，退院支援のあり方，地域包括ケアシステムにおける看護師の役割
6	病院での看護，施設での看護	6	加齢による摂食/嚥下/口腔機能の変化，食生活のアセスメントと援助，嚥下障害への援助
7	高齢者関連制度について	7	加齢による排泄機能の変化，排便・排尿のアセスメントと援助
8	認知障害者の理解，認知の評価方法	8	高齢者の皮膚の特徴，身体清潔，口腔ケアへの援助
9	認知障害が日常生活へ及ぼす影響と援助	9	活動性拡大に向けた援助，休息，睡眠への援助
10	認知障害者の援助の実際	10	認知症看護：病態・症状・検査・治療，症状に応じた援助，健康管理，心理的支援，社会的支援，家族支援
11	加齢による摂食/嚥下/口腔機能の変化，食生活のアセスメントと援助，嚥下障害への援助	11	認知症看護の実際
12	加齢による排泄機能の変化，排便・排尿のアセスメントと援助	12	認知症看護：生活支援，コミュニケーションシミュレーション演習オリエンテーション
13	高齢者の皮膚の特徴，身体清潔，口腔ケアへの援助	13,14	シミュレーション演習：認知障害＊2クラスに分かれ，別日程で行う（一方は課題学習）
14	活動性拡大に向けた援助，休息，睡眠への援助		
15	学習到達度を確認するための試験	15	まとめ

評価方法

授業態度10%／課題提出物20%／シミュレーション学習小テスト5%／定期試験65%

103

【科目目標】
4. 認知症における看護について説明できる。

【演習目的】
認知症高齢者に対する認知状況の観察・聞き取りができる。

【シミュレーション演習の目標】
①認知状況の観察・確認事項がわかる。
②認知症のある高齢者への声かけの基本がわかる。

図Ⅲ-4-1 | 科目目標とシミュレーション演習の目標との関係

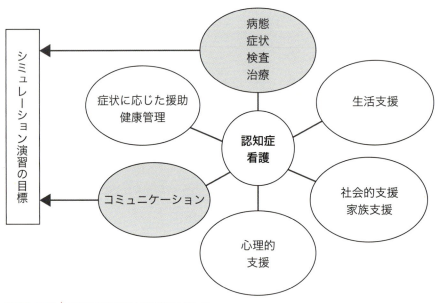

図Ⅲ-4-2 | 認知症看護の講義の構成

3 学生のレディネス

①知識

「老年看護援助論」において認知症看護について講義で学習している。

②技術・態度

基本的なコミュニケーション技術については1年前期の「基礎看護学方法論」，2年前期の「コミュニケーション・リテラシー」「基礎看護学実習Ⅰ」で履修を終えている。

シミュレーション学習については，2年前期に，「コミュニケーション・リテラシー」で模擬患者とのコミュニケーションのタスクトレーニングを，「成人看護援助論Ⅱ」で糖尿病模擬患者とのシチュエーション・ベースド・

トレーニングを経験し，今回のシミュレーションに臨むことになる。

③その他

学生は，核家族化により高齢者，特に認知症を有する高齢者と接する機会がほとんどなく，老いることや認知症を有することへの立場変換の困難性が予測される。認知症をもつ高齢者の「世界」への共感には時間を要することが考えられる。3年次の実習開始時には，どのように声をかけてよいかがわからず，戸惑いを訴える学生を多く見かける。

SNS（ソーシャルネットワーキングサービス）によるコミュニケーションには慣れている一方で，グループディスカッションを得意とする学生は少なく，学生間のグループディスカッションが深められるよう，「成人看護援助論Ⅱ」と同様のグループメンバーで行う。また，他の科目のシミュレーション演習で実施者となっていない学生から実施者を決定する。

4 シミュレーション演習を取り入れるためのポイント

旧カリキュラムでは，認知症看護を講義中心で教授していたが，イメージしづらい認知症高齢者の理解を深めるためにシミュレーション演習を取り入れた。他のコミュニケーションに関連する科目との順序性を考え，新カリキュラムでは後半に設定した（**表Ⅲ-4-1**）。

5 シナリオデザインシート

テーマ	認知症高齢者への認知状況の観察・聞き取り
学年・全体人数	2年・100名（50名ずつ2回に分けて実施。1グループ5名とする）
全体の時間	90分（1コマ）×2回
シミュレーション演習の目標	①認知状況の観察・確認事項がわかる。 ②認知症のある高齢者への声かけの基本がわかる。
シミュレーションの課題	安倍まつこさんを受け持ちました。本日は実習2日目午前10時で，安倍さんの部屋を訪室しています。安倍さんの認知症について，観察や聞き取りを行ってください。 シミュレーションの時間は5分です。
事前学習	認知症の原因，種類，検査，症状および援助方法，認知症高齢者とのコミュニケーション

Ⅲ 領域別シナリオ集

6 │ 本時のアウトラインシート

時間配分	授業の進行	教員のかかわり・留意点
25分	【ブリーフィング】 ・オリエンテーション ・本日の目標とスケジュールの確認 ・実施者と見学者の役割確認 ・事例提示・情報把握 ・観察内容の打ち合わせ（個人→グループ） ・実施者決定 ・自室の環境説明，模擬高齢者への挨拶	・事前学習，講義資料，教科書等を参照するように指示する。 ・各グループで安倍さんの観察・聞き取り項目を確認する。
5分	【シミュレーション】 ■学生に期待する動き ○認知状況の観察・聞き取り（目標①） ・入室後に挨拶，自己紹介等を行う。 ・観察および認知状況の確認を行う。 ○声かけの基本がわかる（目標②） ・見当識障害や短期記憶障害があることを念頭において尋ねる。 ・相手の視野に入り視線を合わせて会話を始める。　　等	・学習者が何を確認しても，その場では介入せずにデブリーフィングの場で振り返る。
15分	【デブリーフィング】	
	・シュミレーションとデブリーフィングを繰り返す	
10分	・まとめ	

※時間配分は目安である。

7 設営シート

安倍まつこさん
- 89歳　女性　日本人
- 身長145cm　体重56.5kg
- キーパーソン：長女
  （はるみさん, 63歳, 一人娘）
- 家族：はるみさん, はるみさんの夫
  （65歳, 単身赴任中）
- 性格：穏やかで人付き合いはよい
- 趣味：詩吟・カラオケ
  （歌うことが好き）
- アレルギー：なし

- カレンダー（演習実施時と異なる月）
- ハンガーに冬服と夏服がかかっている
- 家族の写真が飾ってある
- ベッドに座って雑誌をみている

【現在の状況】
- 既往歴：高血圧, 狭心症, 骨粗鬆症にて内服治療中, 左大腿骨頸部骨折術後（1本杖歩行）。
- 半年前に左大腿骨頸部骨折後のリハビリテーション目的で介護老人保健施設に入所した（要介護2）。
- 入所前より物忘れがあり, 在庫があるのに同じ調味料を買い込むなどの症状が出現していた。
- 入所後も, 同じことを何度も聞く, 日付や曜日を忘れる, 季節がわからないことがある, などの症状がみられている。
- MMSEの結果は18点であった（場所と時間の見当識障害や短期記憶障害がある。失認や失行はない）。

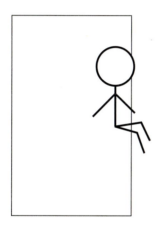

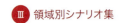

8 | 学生と教員の配置

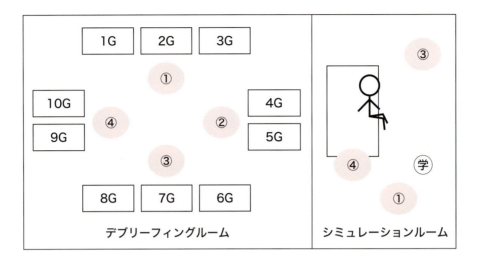

＜役割シート＞

役割		指導者
主デブリーファー	シミュレーションを体験している学習者をつぶさに観察して、続くデブリーフィングセッションで、学習者の振り返りと学びを発問や質問を通じて支援する。	教員①
副デブリーファー	教員の動き、学生の動き、シミュレーションの流れを把握し、調整する。	教員②
ファシリテーター	シミュレーション中の思考や行為が進むような声かけを行い、主体的な学習体験を導く。	教員③
高齢者役	事前の打ち合わせに沿って、安倍まつこさんを演ずるが、ファシリテーターの声かけや学生の状況に応じて演技を変更する。	教員④

9 デブリーフィングガイドシート

このシナリオのデブリーフィングで特に学ばせたいのは,「記憶障害への気づき」「高齢者の視界に入ってから声かけをすること」である。以下に一部抜粋した内容を示す。

◆=学生への質問,または学生がディスカッションする課題
◆=ディスカッションで導き出してほしい内容

目　標	デブリーフィングガイド	進行の目安
① 認知状況の観察・確認事項がわかる。	◆1：安倍さんとの面接から観察・確認できた認知障害の状況を○で囲んでください。次に行うときにさらに観察・確認したほうがよい項目を赤字で書き出してください。事前資料を見てもよいです。 ◆1：見当識障害：今日の年月日や季節がわからない,場所がわからない,など。 短期記憶障害：朝食は食べたかどうか,朝食の内容は,など。 ※カレンダーや衣類に気づかない場合は,部屋の様子はどうでしたかと尋ねる。 ※確認できたことが少なかった場合は,どうして聞けなかったのかと尋ねる。MMSEの参照を促す。	1人目実施後
② 認知症のある高齢者への声かけの基本がわかる。	◆2：聞き取りの声かけで気をつけた点はありましたか? ◆2：視線を合わせた,など	2人目実施後

公衆衛生看護学

シナリオ No.5　2年後期

成人期の保健指導

シチュエーション・ベースド・トレーニング　Situation Based Training

1 カリキュラム全体の当該科目の位置づけ

　虐待や自殺，DVや感染症，災害対策など，地域の健康課題は複雑化・多様化している。そのような中，地域をフィールドに活躍する看護職も増えており，高度な保健指導能力が期待されている。そこで本学の公衆衛生看護学は，実習を入れて8科目で，保健指導を段階的に学べるように構成している。

　公衆衛生看護学関連科目は，1年後期からスタートする。まず，「公衆衛生看護学概論」では，公衆衛生看護の変遷や意義，対象や場について学び，2年後期では，「公衆衛生看護方法論Ⅰ（個人・家族の支援）」を履修する。本科目では，健康維持増進・疾病予防を目的とした対象への保健指導方法について学ぶ。

　本科目に続き3年前期（選択科目）では，「公衆衛生看護方法論Ⅱ（集団・組織の支援）」で，保健指導の発展編となる集団への健康教育について学ぶ。さらに「公衆衛生看護活動論Ⅰ（地域診断の基礎）」，後期の「公衆衛生看護活動論Ⅱ（地域診断の応用）」では，公衆衛生看護過程やコミュニティアズパートナーモデル等，地区・地域を対象にした保健指導の展開について学習する。

　4年次では，前期に「公衆衛生看護管理論Ⅰ（基礎）」，後期に「公衆衛生看護管理論Ⅱ（応用）」で看護管理を学ぶことになっている。さらに，4年前期には「公衆衛生看護学実習」があり，理論と実践をつなぐ教育の工夫を行っている。

2 当該科目におけるシミュレーション演習の位置づけ

　本科目（表Ⅲ-5-1）は，4つのステップで学習を進めている。
　図Ⅲ-5-1に示すように，ステップ1は，「科目目標1. 自己の健康課題を客観的にとらえ，保健行動にかかわる要因と行動変容のための方法について

表Ⅲ-5-1 | シラバス

授業科目名	必・選	単位数	学年	開講期
公衆衛生看護方法論I （個人・家族の支援） 【Public Health NursingI】	必修	2単位	2年	後期

ディプロマ・ポリシー

■キリスト教の愛の精神に基づき「その人をその人として大切にする」こころを身につけた人
■人間を全人的に理解し, 生命の尊厳と人権の尊重に基づく倫理観をもち, 他者の権利擁護につとめることができる人
■人とのかかわりを通して, 他者の成長を助けるとともに自分も成長できる人
■看護の専門職として必要な問題解決能力をもち, 確かな知識に裏づけられた看護実践ができる人
■さまざまな専門職と協働し, 組織の中で連携しながら看護の役割と責任を果たすことができる人
■広い視野をもって継続的に自己研鑽ができる人

科目目標

1. 自己の健康課題を客観的にとらえ, 保健行動にかかわる要因と行動変容のための方法について理解できる。
2. 対象者（個人・家族）との関係を構築し, 情報を収集する必要性とその方法について理解できる。
3. 対象者（個人・家族）から収集した情報を, 適切にアセスメントする必要性とその方法について理解できる。
4. 対象者（個人・家族）とともにセルフケア方法を見出す必要性とその方法について理解できる。
5. 対象者（個人・家族）の健康課題を解決するための, 多様な保健指導の方法とプロセスについて理解できる。

授業の運営

パワーポイントや配布資料による講義, 自己の健康測定, 測定結果から健康課題の検討と行動変容のための目標設定, グループによる保健指導演習（シミュレーション）。

回数	授業内容（旧カリ）	回数	授業内容（新カリ）
1-2	授業概要　健康の定義・保健行動と保健指導	1-2	授業概要　健康の定義・保健行動と保健指導（講義）
3-4	健康測定会	3-4	食行動の評価と行動変容方法の検討（講義・演習）
5-6	食行動の評価と行動変容方法の検討	5-6	運動実態の評価と行動変容方法の検討（講義・演習）
7-8	運動実態の評価と行動変容方法の検討	7-8	歯科保健の最近の動向と保健指導（講義・演習）
9-10	歯科保健の最近の動向と保健指導	9-10	市町村保健師による保健指導の実際（講義）
11-12	自己の健康状態や健康課題検討, 数カ月後の目標設定	11-12	自己の健康状態や健康課題の検討, 数カ月後の目標設定
13-14	情報の整理とアセスメント	13-14	情報の整理とアセスメント
15-16	保健指導演習の説明　グループワーク（事前学習・指導計画立案など）	15-16	保健指導の理論と技術　母子の保健指導
17-18	市町村保健師による保健指導の実際（外部講師）	17-18	成人の保健指導　高齢者の保健指導
19-22	グループワーク（事前学習・指導計画立案・ロールプレイなど）　第2回健康測定会	19-20	演習概要の説明　保健指導シミュレーション演習（大学生）　事前学習（個人）
23-24	グループワーク　第2回健康測定会	21-24	保健指導演習　事前学習（グループ）
25-28	保健指導演習　発表会	25-28	保健指導シミュレーション演習（成人・母子・高齢者）
29	健康管理の現状と課題の理解		
30	科目修了試験	29-30	保健指導についてまとめ

評価方法

筆記試験60％／保健指導演習20％（シミュレーション演習10％／演習取り組み度・役割遂行状況10％）／
個人レポート20％（健康測定実施より考えたこと・どう活かすか10％／保健指導演習最終レポート10％）

理解できる」をねらいとして，学生に自身の健康課題をアセスメントさせ，健康増進行動や予防的保健行動の難しさを意識化させる。これらを踏まえステップ2では，同世代の大学生を対象とした保健指導を実践し，行動変容に関係する方法論について理解を深めていく。ここまでを準備段階とし，ステップ3では，成人を対象とした保健指導を実践し，さらにステップ4では，異なるライフステージにおける異なる保健指導方法として，母子を対象とした家庭訪問，高齢者を対象とした電話相談を実践する。

本シミュレーション演習はステップ3に位置づけられ，「科目目標2．対象者との関係を構築し，情報を収集する必要性とその方法について理解できる。」および「科目目標3．対象者から収集した情報を，適切にアセスメントする必要性とその方法について理解できる。」をねらいとしている（図Ⅲ-5-2）。

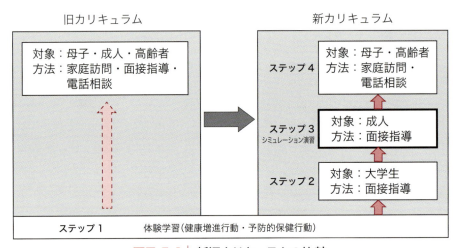

図Ⅲ-5-1 | 新旧カリキュラムの比較

【科目目標】
2．対象者との関係を構築し，情報を収集する必要性とその方法について理解できる。
3．対象者から収集した情報を，適切にアセスメントする必要性とその方法について理解できる。

【演習目的】
人々の生活実態と価値観の多様性等を理解し，対象者の主体的・自律的保健行動を支える保健指導を考えることができる。

【シミュレーション演習の目標】
①対象者の保健行動にかかわる情報を適切に収集できる。
②対象者とともに健康課題をアセスメントし，セルフケア行動を見出すことができる。

図Ⅲ-5-2 | 科目目標とシミュレーション演習の目標との関係

3 | 学生のレディネス

①知識

「病態・疾病論」「人体の構造」「人体の機能」などの専門基礎分野，「フィジカルアセスメント」などの専門分野Ⅰで，病態生理や検査・治療と，それに伴う看護については講義を受けている。しかし，自覚症状がなく，困っている認識がない（予防レベルの）地域住民を対象者として支援する学習経験は非常に少ない。

②技術

フィジカルアセスメントを実施するうえで必要となるコミュニケーション技術については，1年前期の「基礎看護学方法論」，2年前期の「コミュニケーション・リテラシー」「基礎看護学実習Ⅰ」で履修を終えている。シミュレーション学習についても，シチュエーション・ベースド・トレーニングの経験をもっている。

しかしながら，学生は，地域の人々の生活実態と価値観の多様性等を理解することに関しては経験不足といえる。対象の健康状態をウェルネスな視点からアセスメントすることや，対象者の主体的・自律的保健行動を支える保健指導を行う技術に関しても学習の途中であり，それまでの価値観に基づいた情報提供型の一方的な保健指導を実施する傾向にある。

③態度

従来，医療従事者と患者・対象者との間では，その役割意識のもとに，医療従事者（指導者）が必要と考える知識を患者・対象者に提供・指示し，勧められたことをどれくらい遵守できたかを評価するような主従関係が強調されてきた（コンプライアンス）。このコンプライアンスの概念から，患者・対象者自身が課題への対応策を考えることができるよう，医療従事者が伴走者として支援するアドヒアランスの概念へ変わりつつあることを認識している学生は少ない状況にある。

④その他

多くの学生は，自身の健康に関して大きな不安や危機感がなく，予防や健康増進に関する必要性の認識が低いといえる。また，学生の多くは核家族で育ち生活経験に乏しく，異なるライフステージや健康レベルにある対象者の生活を想像することが容易ではないため，対象者への共感的理解が困難である。さらに，SNS（ソーシャルネットワーキングサービス）の普及などコミュニケーション手段の多様化により，他者との直接の対話を苦手とする者も少なくない。

Ⅲ 領域別シナリオ集

そこで本科目では，学習者への配慮として，学生自身が生活習慣行動や健康実態の把握をし，健康増進行動・予防的保健行動について意識的に学ぶ機会を設けている。そのうえで，対象者の主体的・自律的保健行動を支える保健指導を考えることのできるシミュレーション学習を計画している。

（4） シミュレーション演習を取り入れるためのポイント

本科目では，健康課題を解決するための多様な保健指導の方法とプロセスについて理解できることを目標としている。保健指導における対象者への情報収集・アセスメントの視点，セルフケア方法を見出すかかわり方を深く考える機会としてシミュレーション演習を位置づけた。

旧カリキュラムにおいても，保健指導演習の前に健康測定会や生活習慣記録調査を実施するなどして，学生が自らの健康課題をアセスメントし，健康増進行動・予防的保健行動を体験できる機会を設けていた。しかし，これらの体験学習はシミュレーション演習へとつなげることができていなかった。

その改善策として，新カリキュラムでは，健康増進行動・予防的保健行動の体験後，まずは同世代の大学生への保健指導を考える機会を与え，その後は成人を対象とした保健指導を実践し，次いで母子・高齢者など異なるライフステージで，かつ面接指導から家庭訪問や電話相談へと異なる保健指導方法を実践できるよう，科目内でも事例や保健指導方法のレベルを段階的に上げていくプログラムとした。

なお，新カリキュラムの保健指導演習においては，全員が保健指導を実践することを重要視し，全グループにシミュレーション演習の機会を与え，十分なデブリーフィングができるよう配置体制を整えた。

シナリオ No.5　公衆衛生看護学：成人期の保健指導

5 | シナリオデザインシート

テーマ	成人／特定保健指導
学年・全体人数	2年・100名（1グループ4〜5名とする）
全体の時間	110分（90分×4コマのシミュレーション演習時間のうち本テーマの時間）
シミュレーション演習の目標	①対象者の保健行動にかかわる情報を適切に収集できる。 ②対象者とともに健康課題をアセスメントし，セルフケア行動を見出すことができる。
シミュレーションの課題	・小山田さんが，職場で受けた特定健診の結果を受け取った際，特定保健指導が必要との通知が同封されていました。翌日，小山田さんは，健康管理センターに電話し，特定保健指導の予約を行いました。電話予約を受け付けたあなた（保健師）は，本人より次のような発言を聞きました。「健診結果を見て不安になった。仕事が忙しく不規則な生活をしているので，今のままではいけないと思うが，どうしたらよいかわからない」 ・小山田さんが，予定時間に健康管理センターの相談室に来てくれました。小山田さんの思いや不安について聞いてみてください。 ・小山田さんの情報を整理し，小山田さん自身がセルフケア行動を見出せるように，かかわってみてください。 ・時間は10分です。
事前学習	・特定健診，特定保健指導の定義 ・保健指導に必要となる知識 　（小山田健太さんの健診結果に現れた健康課題に関するメカニズム） ・保健指導で必要となる資料・教材の準備 ・講義資料復習

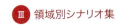

6 | 本時のアウトラインシート

時間配分	授業の進行	教員のかかわり・留意点
20分	【ブリーフィング】 ・オリエンテーション ・本日の目標とスケジュールの確認 ・事例提示「成人の特定保健指導事例」 ・実施者決定	
10分	【シミュレーション】 ■学生に期待する動き ○導入 ・環境や雰囲気づくり ・身だしなみやマナー ・話し方や聞き方 ・動作（姿勢, アイコンタクト, ジェスチャー）など ○適切に対象者の保健行動とそれにかかわる情報を収集する ・対象者の不安, 現在の心境 ・健診結果に関する認識と理解 ・対象者の生活実態とそれに伴う生活習慣, 労働, 環境, 価値感・認識など	・学生の主体性を尊重し, 対象者・保健師間で発言が続かなくても見守り, 終了時間になったら途中でも終了する。 ・教員は原則介入しないが, 学習者が戸惑っていたら何に困っているのか尋ね助言する。 ・模擬対象者とはあらかじめどのような状況にあるか打ち合わせておく。
30分	【デブリーフィング】	
10分	【シミュレーション】 ■学生に期待する動き ○収集した情報を対象者とともにアセスメントし, 対象者自身がセルフケア方法を見出せるように働きかける ・健診結果の変化 ・健康状態の変化 ・生活環境の変化 ○現在・過去の生活状況と健康管理方法を把握し, 対象者の強みを見出す　など	・上記と同様
30分	【デブリーフィング】	
10分	・まとめ	

※時間配分は目安である。

7 設営シート

小山田健太さん
- 44歳　男性　日本人
- 身長178cm　体重81kg
- キーパーソン：なし
- 日常生活動作：自立
- アレルギー：なし
- 既往歴：なし

- 経過：1カ月前に特定健診を受診，1週間前に特定健診結果表の受理
- 健診結果：メタボリックシンドローム予備群と判定
- 問診票記載内容：服薬なし／喫煙なし

■健診結果

検査項目	前年度の結果	今年度の結果
身長	178cm	178cm
体重	76kg	81kg
腹囲	86cm	91cm
収縮期血圧	106mmHg	112mmHg
拡張期血圧	70mmHg	74mmHg
中性脂肪	142	160
HDLコレステロール	47	45
LDLコレステロール	90	98
空腹時血糖値	92	104
HbA1c（NGSP）	5.2	5.5
尿糖	－	－
尿蛋白	－	－

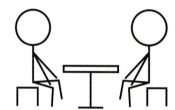

8 学生と教員の配置

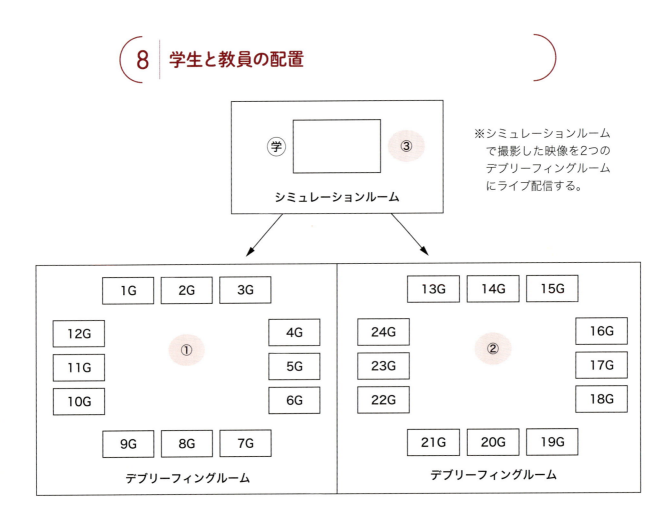

<役割シート>

	役　割	指導者
ファシリテーター	全体の進行と各グループの学習状況をみる	教員①
デブリーファー	ファシリテーターの指示に従いサポートする	教員②
対象者役	模擬対象者	教員③

※2会場で同時進行するので，教員は事前にアウトラインシートやデブリーフィングガイドシートで共通理解を図っておく。

シナリオ No.5　公衆衛生看護学：成人期の保健指導

⑨ | デブリーフィングガイドシート

　このシナリオのデブリーフィングで特に学ばせたいのは，対象者のライフスタイルを中心とした生活習慣に関心をもち，対象者の生活と健康の実態を客観的に傾聴しながら情報収集する方法である。対象者が自らの生活や健康の実態から，健康に影響を及ぼす課題を自己分析し，行動変容の必要性や方法を考え，自己決定する過程を支援しながら，対象者が主体的に自分の実践できる保健行動を判断できるように支援する。以下に一部抜粋した内容を示す。

◆＝学生への質問，または学生がディスカッションする課題
◆＝ディスカッションで導き出してほしい内容

目　標	デブリーフィングガイド	進行の目安
① 対象者の保健行動にかかわる情報を適切に収集できる。	◆1：保健師役が小山田さんに聞いていた情報はどのようなものでしたか？（情報の内容が似ているものは近くに書き出してください） ◆1：対象者の保健行動にかかわる情報のポイント 　・健康状態，保健欲求と保健態度，保健行動，家族背景，生活状態，生活スタイル，労働状況，運動状況，食事状況など ◆2：保健師役はどのようなことに配慮して小山田さんに接していましたか？ ◆2：保健師役の配慮ポイントとして，場と環境の整備，基本的態度とコミュニケーション，倫理的配慮を示す次のような内容が意見として挙がることを期待する。 　・対象者を尊重した言葉づかい，身だしなみやマナー 　・対象者を安心させる環境・雰囲気づくり 　・対象者に関心を寄せた態度 　・対象者が自身の健康課題に気づくような導き　　　など	1回目 30分
② 対象者とともに健康課題をアセスメントし，セルフケア行動を見出すことができる。	◆3：情報の中で，気になったことはありましたか？　小山田さんにとっての健康課題は何だと思いますか？ ◆3：少ない情報量から総合的に対象者の健康課題を見出し，優先順位をつけることは難しいと予測される。この段階においては，学生が食事，運動，睡眠，休養，ストレスのいずれを挙げても可とする。 ※もしも，学生が「仕事が不規則」「仕事が忙しい」などといった対象者自身の努力では変えることのできない生活条件を取り上げた場合は，「そのような生活条件は，健康的側面にどのように影響を及ぼしていると思いますか？」と投げかけ，上記のいずれかにつながるよう導く。 ※保健師は，対象者とともに健康状態と生活状態の変化をウェルネス志向で関連づけ，分析する。そのうえで，対象者自身が無理なく（スモールステップ）実行可能なセルフケア行動を見出せるように導く。　　　など	2回目 30分

参考文献
・ 厚生労働省：標準的な健診・保健指導プログラムの考え方〈改訂版〉. 第1編第3章. 2018.
・ 荒賀直子・後閑容子編：公衆衛生看護学.jp. 第1章. インターメディカル；2017.
・ 中村裕美子：標準保健師講座2―公衆衛生看護技術. 第4章. 医学書院；2016.
・ 村嶋幸代編：最新保健学講座2―公衆衛生看護支援技術. 第2章. メヂカルフレンド社；2015.
・ 坂根直樹・佐野喜子編著：質問力でみがく保健指導. 序章. 中央法規出版；2008.

119

シナリオ No.6　母性看護学　3年前期

生殖器の復古支援

シチュエーション・ベースド・トレーニング　Situation Based Training

1. カリキュラム全体の当該科目の位置づけ

　本科目「母性看護援助論演習」は，1年次の「人体の構造」「人体の機能」「微生物学・感染学」，2年次の「薬理学」「生殖・発達学」「健康教育論」「基礎看護学」などで履修した知識・技術・態度をベースとする。2年後期の「母性看護学概論」と「母性看護援助論Ⅰ（妊娠・分娩期）」を踏まえ，3年前期に「母性看護援助論Ⅱ（産褥・新生児期）」と並行して開講している。また，3年後期に始まる「母性看護学実習」につなぐ科目である。

　母性看護の対象である女性には次世代を生み育てるために備わっている特性があり，その生理的特性は妊娠期，分娩期，産褥期のマタニティサイクル期にダイナミックに変化し，胎児や新生児の存在に大きな影響を受ける。母性看護では，その生理的変化の過程が逸脱していないか観察する力や，ウェルネス志向で援助していく力が求められる。

　本科目では，母子に安全で倫理的な看護を実践し，母子の well-being を守る支援について創造し，マタニティサイクル期の経過や対象の状況に応じて母性看護を展開する基礎的看護実践能力を修得する。

2. 当該科目におけるシミュレーション演習の位置づけ

　「母性看護援助論演習」は，母性の看護過程の展開を主軸に置き，マタニティサイクル期に特徴的な基礎的看護技術の実践能力や問題解決志向にプラスしてウェルネス志向で看護を展開する力を養うことを科目目標に設定している（表Ⅲ-6-1）。そのため，シミュレーション演習では，生殖器の復古の観察，アセスメント，生殖器の復古を促進する支援の検討，子宮底を触診する技術の習得ができることを目標に設定した（図Ⅲ-6-1）。

シナリオ No.6　母性看護学：生殖器の復古支援

表Ⅲ-6-1 | シラバス

授業科目名	必・選	単位数	学年	開講期
母性看護援助論演習 【Seminar of Maternity Nursing】	必修	1単位	3年	前期

ディプロマ・ポリシー

□キリスト教の愛の精神に基づき「その人をその人として大切にする」こころを身につけた人

■人間を全人的に理解し，生命の尊厳と人権の尊重に基づく倫理観をもち，他者の権利擁護につとめることができる人

□人とのかかわりを通して，他者の成長を助けるとともに自分も成長できる人

■看護の専門職として必要な問題解決能力をもち，確かな知識に裏づけられた看護実践ができる人

□さまざまな専門職と協働し，組織の中で連携しながら看護の役割と責任を果たすことができる人

□広い視野をもって継続的に自己研鑽ができる人

科目目標

1. マタニティサイクル期の看護を展開するために必要な観察ができる。
2. マタニティサイクル期の経過や対象の状況をアセスメントできる。
3. マタニティサイクル期の経過を促進する支援を説明できる。
4. マタニティサイクル期に特徴的な基礎的看護技術を習得できる。

授業の運営

・シミュレーション開始前に事前学習に関連する内容の確認テストを行う。

・シミュレーションは看護過程と同じケースを用いるため，演習までに看護過程を終了させておく。

・新生児の沐浴はe-learning教材を用いて反復練習を行い，技術チェックに臨む。

回数	授業内容（旧カリ）	授業内容（新カリ）
1,2	[妊娠期] 妊婦健康診査に必要な基本技術（デモンストレーションとグループ練習） 子宮底・腹囲測定，レオポルド，児心音聴取，CTG判読	[分娩期] 分娩進行状態の理解と産婦・胎児の観察（シミュレーション） 自然分娩，誘発分娩，破水の観察
3,4	[妊娠期] 妊娠各期の保健相談（グループワークと発表） 妊娠0～11，12～19，20～27，28～35，36週以降のケース検討	[分娩期] 産婦の力を引き出す支援（シミュレーション） 日常生活支援，リラックス法，産痛緩和法
5,6	[分娩期] 分娩経過に応じた支援（グループワーク） 分娩第1～3期，分娩後2時間の看護計画立案	[産褥，新生児期] 生殖器復古の観察，母乳育児支援，新生児のバイタルサイン，沐浴（タスクトレーニング）
7,8	[分娩期] 分娩経過に応じた支援（状況設定場面の看護と振り返り） 分娩第1～3期，分娩後2時間の看護実践	[産褥期] 生殖器の復古を促す支援（シミュレーション） 生殖器復古の観察，促進する支援
9,10	[産褥，新生児期] 褥婦と新生児に必要な基本技術（デモストとグループ練習） 子宮復古の観察，乳房の観察，授乳支援，新生児の観察と沐浴	[産褥期] 母乳育児支援（シミュレーション） ポジショニングとラッチ・オン，授乳方法の説明
11,12	[産褥期] 産褥経過に応じた支援（状況設定場面の看護と振り返り） 産褥1日目の生殖器復古の観察，産褥3日目の授乳支援	[新生児期] フィジカルアセスメント（シミュレーション） 検温と観察，アセスメント，優先順位を考慮した報告
13-15	[新生児期] 沐浴に関する基本技術（反復練習後，技術チェック）	[新生児期] 沐浴（反復練習後，技術チェック）

評価方法

事前学習への取り組み30％／シミュレーション演習前の確認テスト25％／沐浴技術チェック25％／授業への出席状況 20％

Ⅲ 領域別シナリオ集

```
【科目目標】
1. マタニティサイクル期の看護を展開するために必要な観察ができる。
2. マタニティサイクル期の経過や対象の状況をアセスメントできる。
3. マタニティサイクル期の経過を促進する支援を説明できる。
4. マタニティサイクル期に特徴的な基礎的看護技術を習得できる。
```
↓
```
【演習目的】
褥婦の生殖器の復古の状態に応じて看護を展開する基礎的能力を養う。
```
↓
```
【シミュレーション演習の目標】
①生殖器の復古の観察ができる。
②生殖器の復古のアセスメントを行うことができる。
③生殖器の復古を促進する支援を一部行うことができる。
④子宮底を触診できる。
```

図Ⅲ-6-1 | 科目目標とシミュレーション演習の目標との関係

(3) 学生のレディネス

①知識

　女性生殖器の構造，ホルモンの機能，妊娠・分娩・産褥・胎児・新生児期の生理的変化，病態生理・診断・治療，看護に関する学習は修了している。産褥期の看護の講義は看護過程の組み立てに沿っており，シミュレーション演習までに関連する看護過程の項目を個人で展開している状態である。生殖器の復古を促す支援のシミュレーション演習時は，退行性変化の段階まで看護過程の展開を修了している。

②技術

　これまで学習してきた看護過程は問題解決志向であるため，母性の看護過程のウェルネス志向によるとらえ方に慣れていない。健康な対象をより健康な状態へと導く支援（セルフケアを高める支援）を行う場合，健康教育技術が必要になる。「健康教育論」で健康教育に関する理論を，また「公衆衛生看護方法論」で個人や集団への教育方法を学習しているが，ベッドサイドで健康教育を織り込んでいく技術は経験していない。

　また，妊娠・分娩・産褥・新生児期の各期で講義をしているため，妊娠期からの経過を踏まえて産褥期を理解していく統合力は学習途上である。合併症予防など先を予測した支援も不十分であることが多い。退行性変化や進行性変化に関する観察力だけでなく，ベッドサイドで健康教育を実践する力やマタニティサイクルの経過を踏まえ，予測を立てて判断する力を育てていく必要がある。

新生児に関しては，子宮外生活への適応状態や成長発達の状態を判断するフィジカルアセスメント力，成長発達を促進する養護に関連する技術が必要である。基礎看護学で成人のフィジカルアセスメントや生活援助技術を学習しているが，母親と胎児，新生児の情報を関連づけながら母子一体でアセスメントしていく統合力は学習途上にある。新生児の特徴を踏まえた観察や支援だけでなく，母親の状態を踏まえて判断する力を育てていく必要がある。

③態度

女性生殖器の観察など，モデル人形や模擬妊産褥婦の肌を露出させなければならない場面が多く，羞恥心への配慮を学ぶよい機会になる。

母性看護のシミュレーション演習では，「母親の子育てへの取り組みを承認する声かけ」や「母親が自分を大切にされていると思える声かけ」など，エモーショナルサポートをベースにしたかかわりが必要になる。また，新生児の成長発達を促進するかかわりや安全に留意するかかわりを通して，自己のケアに対する姿勢を再度振り返る機会にすることができる。

④その他

社会経験の機会の増大に伴って性に対する理解は進んでおり，妊娠出産は同じ女性として近い将来に経験する可能性がある出来事で，興味関心をもちやすい内容である。

学生の中には姉妹や同級生が妊娠出産し，身近に接することができている者も存在するが，多くの学生は妊産褥婦や新生児と接した経験が少なく，マタニティサイクル期にある対象とどのように接するとよいのかわからない状況にある。母親や新生児と接する態度を育てながら，母性看護に特有な技術の習得を図っていくことが大切である。

④ シミュレーション演習を取り入れるためのポイント

新カリキュラムでは，「母性看護援助論」の単位の分割を行い，妊娠・分娩期の開講時期を早め，講義後に演習を行う順序性を確保した（図Ⅲ-6-2）。また，時間数の削減を図り，学生が事前学習に取り組む時間を確保した。

旧カリキュラムの授業内容は，妊娠・分娩・産褥・新生児期の各期の演習をすべて実施していたが，新カリキュラムでは，母性看護学実習で経験することが多い分娩・産褥・新生児期の演習を中心に組み立てた。

分娩期は，自然陣痛発来の分娩第1期～分娩後2時間の看護をすべて実施していたが，新カリキュラムでは，自然陣痛発来の看護は分娩第1期に絞り，学生が実習する平日日勤帯に多い「誘発分娩時の看護」と「破水した産婦へ

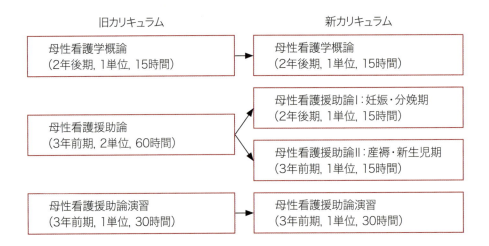

図Ⅲ-6-2 | 新旧カリキュラムの比較

の看護」を追加し，臨床に即した内容にした．産褥期は，本学で使用している母性の看護過程の枠組みに沿ってデブリーフィングを展開し，講義－演習－実習がつながるように内容を構築した．

旧カリキュラムの授業方法は，教員が妊娠・産褥・新生児期の基礎的看護技術をデモンストレーションした後，グループに分かれて学生全員が一度やってみる方法で実施していたが，新カリキュラムでは，デモンストレーションをe-learning教材を用いた事前視聴に変更し，演習時間は学生がタスクトレーニングを実施し，わからないことや気になることを教員とともに確認する時間として設定した．

時間外に実施する反復練習は，いつでも練習ができるようにモデル人形を設置し，演習室使用のルールを決め，学生に開放している．また，e-learning教材やDVDを視聴しながら技術練習ができるように情報通信技術（Information and Communication Technology；ICT）による学習環境を整えた．

シナリオ No.6　母性看護学：生殖器の復古支援

5 | シナリオデザインシート

テーマ	生殖器の復古を促す支援
学年・全体人数	3年・100名（1グループ5名で20グループを編成）
全体の時間	180分（90分×2コマ）
シミュレーション演習の目標	①生殖器の復古の観察ができる。　②生殖器の復古のアセスメントを行うことができる。 ③生殖器の復古を促進する支援を一部行うことができる。　④子宮底を触診できる。
シミュレーションの課題	産褥2日目，10時00分です。部屋に訪室し，あなたの受け持ちである久保さんの生殖器の復古の観察を行ってください。子宮底は触診して観察してください。
事前学習	・看護過程の退行性変化の項目「生殖器の復古は産褥日数に応じて順調か」「退行性変化に影響する因子はどうか」「退行性変化を促すためのセルフケア行動はとれているか」を展開する。 ・子宮底の観察のDVD視聴 ・産褥体操，骨盤底筋運動の学習

6 | 本時のアウトラインシート

時間配分	授業の進行	教員のかかわり・留意点
35分	【ブリーフィング】 ・スケジュールの説明 ・確認テスト実施 ・目標，褥婦の情報，課題を提示 ・実施者，観察者の決定　等	
5分	【シミュレーション】 ■学生に期待する動き ○観察項目（目標①） ・コミュニケーションを用いて，生殖器の復古の状態を観察する。 ○アセスメント（目標②） ・生殖器の復古を，産褥日数，影響因子，日常生活のセルフケア行動を踏まえてアセスメントする。 ○生殖器の復古を促す支援（目標③） ・生殖器の復古の促進につながる説明を行う。 ○子宮底を触診する看護技術（目標④） ・子宮底を触診する準備を行う。 ・コミュニケーションを用いて生殖器の復古の観察を行い，子宮底の触診へ移る。 ・プライバシー等の配慮ができる。　等	・実施者が褥婦とコミュニケーションを図れずに立ち尽くしているような場合は，観察者と話す時間をもつよう促す。 ・教員はタイムキーパーを担い，担当グループがシミュレーションからデブリーフィングに移行できるように導く。 ・目標④では全グループから1名ずつ子宮底触診を実施させる。
20分	【デブリーフィング】	
	・シミュレーションとデブリーフィングを繰り返す。	
15分	・グループ発表	
10分	・まとめ，片付け	

※時間配分は目安である。

7 設営シート

久保百合子さん
- 30歳　女性
- 身長：154cm
- 体重：非妊時48.1kg, 入院時58.6kg
- 妊娠分娩歴：G1P0
- 既往歴：なし
- 家族：夫32歳

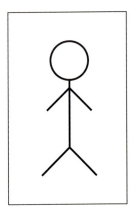

【現病歴】
- 妊娠40週2日の3時に自然陣痛発来。子宮口9cm開大の14時30分に自然破水し, 14時50分に子宮口全開大。
- その後分娩室に移動して過ごし, 発露時に会陰部の右正中側切開を行い, 16時20分に3,020g, 男児娩出, 臍帯血pH7.295, アプガースコア1分後9点・5分後10点であった。16時30分に胎盤娩出を終了した。
- 分娩時出血量380g, 胎盤重量528g, 大きさ20cm×18cm×2.5cmであり, 卵膜欠損・胎盤欠損は認めなかった。

【入院後の治療】
- 分娩2時間後にラクテック®注500mL＋アトニン®-O注5単位を点滴投与した。
- 産褥0日目の夕食から, セフゾン®カプセル100mg3錠を3回／日（5日分）内服している。

【入院後の経過】
- 分娩室で早期母子接触, 初回直接母乳を実施し, 児は上手に吸着できていた。
- その後, 母子ともに帰室し, 母子同室で過ごしている。
- 分娩6時間後に尿意を認め, 初回歩行し, 自尿がみられた。
- 産褥1日目の悪露交換では, 創部発赤・腫脹はみられなかった。

8 学生と教員の配置

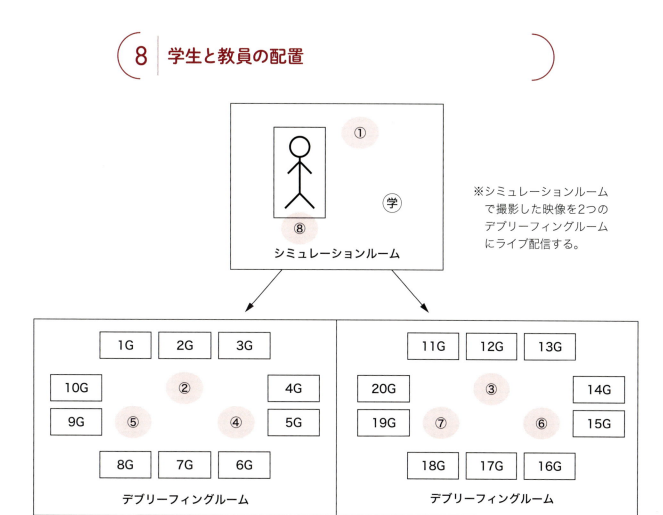

※シミュレーションルームで撮影した映像を2つのデブリーフィングルームにライブ配信する。

<役割シート>

役　割		指導者
ファシリテーター	ブリーフィングやシミュレーション時の思考や行動の支援をする。	教員①
主デブリーファー	全体の進行役。デブリーフィングの際の問いを出す役割。②③はトランシーバーで連絡をとり進行状況を確認しながら進める。	教員②③
副デブリーファー	1人3〜4グループを担当し，デブリーフィングガイドをもとに発問する。	教員④⑤⑥⑦
褥婦役	学習目標に沿って，褥婦役として求められる対応を学生の言動に合わせて演じる。	教員⑧

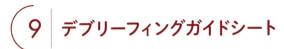

 このシナリオのデブリーフィングで特に学ばせたいのは,「生殖器の復古をアセスメントする技術」と「生殖器の復古を促す実践力」である。以下に一部抜粋した内容を示す。

◆=学生への質問,または学生がディスカッションする課題
◆=ディスカッションで導き出してほしい内容

目標	デブリーフィングガイド	進行の目安
① 生殖器の復古の観察ができる。	◆1:事前学習してきた退行性変化のアセスメントを出してください。久保さんの生殖器の復古をアセスメントするためにはどのような情報が必要ですか? 3つのアセスメント項目に沿って,ホワイトボードに箇条書きで書き出してみましょう。 ◆1:[項目1] 生殖器の復古は産褥日数に応じて順調か。 　　　　　子宮底,悪露,後陣痛,創部など 　　　[項目2] 退行性変化に影響する因子はどうか。卵膜欠損,胎盤欠損,妊娠分娩回数,分娩所要時間など 　　　[項目3] 退行性変化を促すためのセルフケア行動はとれているか。 　　　　　排泄,活動休息,清潔,栄養,授乳など ◆2:生殖器の復古に関連する異常を挙げてください。それが起こっていないか判断する観察項目は記載されていますか?(参考資料準備) ◆2:子宮復古不全,産褥熱,脱肛などに関する観察項目を出す。 ◆3:看護師が観察した情報に赤字で○,または追加してください。 ◆3:赤字で○,赤字で観察項目を追加する。 ◆4:カルテから理解するとよい情報は緑線,ベッドサイドで確認する情報は青線をつけて分類しましょう。重複するものは両方の線を引いてください。 ◆4:緑と青の線を引く。 ◆5:看護師が観察した情報に赤字で○,または追加してください。 ◆5:赤字で○,赤字で観察項目を追加する。 ◆6:生殖器の復古を観察する技術はどうでしたか? よかったところを出してください。さらに,よりよい観察技術にするためにはどのような声かけや行動をしたらよいでしょうか? 具体的にホワイトボードに記載してください。 ◆6:悪露や創痛,後陣痛は前日と比較してもらう。 　　睡眠状況など母親の疲労度を理解する言葉かけを行う。 　　プライバシーの配慮を行う。　等	1人目実施後

右上: シナリオ No.6　母性看護学：生殖器の復古支援

目　標	デブリーフィングガイド	進行の目安
② 生殖器の復古のアセスメントを行うことができる。	◆7：久保さんの生殖器の復古は順調なのでしょうか？　それとも生殖器の復古を阻害する要因があるのでしょうか？　3つのアセスメント項目で出した情報に，現在わかる情報を青字で書き込みましょう。 ◆7：青字で現在の状態を書き込む。 ◆8：現在の久保さんの状態をウェルネス志向で表現してみましょう。（参考資料準備） ◆8：生殖器の復古は産褥日数に応じて順調である。 　　妊娠，分娩経過に生殖器の復古を阻害する因子はない。 　　生殖器の復古を促すための日常生活ができている。　等	2人目実施後
③ 生殖器の復古を促進する支援を一部行うことができる。	◆9：看護師は久保さんが生殖器の復古をさらに促進できるようにするためにどのようにかかわっていましたか？　よかったところを出してください。 ◆9：産褥体操や骨盤底筋体操の目的や留意点を説明した。 　　授乳と子宮収縮の関連について説明した。 　　退院後に受診が必要な症状を説明した。　等	3人目 実施後
④ 子宮底を触診できる。	◆10：看護師が子宮底の触診を行った流れを書いてください。 ◆10：触診前の準備，生殖器の復古を口頭で観察，子宮底の触診を実施する流れを具体的に記載する。 ◆11：子宮底の触診の看護技術を上達させることができるように，グループで振り返りを行ってください。2グループ実施してもらいます。 ◆11：腹部を弛緩させることを忘れていた。 　　看護師は説明しながら実施したほうがよい。 　　スクリーンは出入口側に置いたほうがよい。　等	グループメンバー1人が実施後

シナリオ No.7 小児看護学

3年前期

喘息患児の看護

シチュエーション・ベースド・トレーニング Situation Based Training

1 カリキュラム全体の当該科目の位置づけ

本科目は，1年次の「人体の構造」「人体の機能」「薬理学」「健康と栄養」「人間の発達と心理」，2年前期の「病態・疾病論Ⅴ」の専門基礎分野に加え，2年後期の「小児看護学概論」「小児看護援助論Ⅰ」を履修した後，3年前期に「小児看護援助論Ⅱ」と並行して開講される。

授業では，健康障害が子どもの成長・発達や日常生活，家族に与える影響を理解し，さまざまな状況にある子どもと家族に対して，個別的な健康上のニーズに対応し，QOLの維持向上を目指す看護援助について学ぶ。また，子どもを「権利をもつ存在」ととらえ，子どもの権利を尊重しながら根拠に基づく看護技術の基礎を学ぶことができるよう位置づけている。

2 当該科目におけるシミュレーション演習の位置づけ

本科目のシラバスを表Ⅲ-7-1に示す。科目目標1・2・5は，本単元前に終了している。本シミュレーション演習は，科目目標3・4に焦点を当てた学習とし，学童期の喘息発作の状況判断を行うフィジカルアセスメント技術と，夜間緊急入院した状況を踏まえた安全・安楽・自立を考えた援助方法の実践が学べるよう設計している（図Ⅲ-7-1）。

3 学生のレディネス

①知識

対象となる学生は，小児気管支喘息に関する人体の構造と機能，病態生理や検査治療に関すること，それに伴う看護については講義で学習している。

シナリオ No.7　小児看護学：喘息患児の看護

表Ⅲ-7-1│シラバス

授業科目名	必・選	単位数	学年	開講期
小児看護援助論演習 【Seminar of Child Nursing】	必修	1単位	3年	前期

ディプロマ・ポリシー

□キリスト教の愛の精神に基づき「その人をその人として大切にする」こころを身につけた人

■人間を全人的に理解し，生命の尊厳と人権の尊重に基づく倫理観をもち，他者の権利擁護につとめることができる人

□人とのかかわりを通して，他者の成長を助けるとともに自分も成長できる人

■看護の専門職として必要な問題解決能力をもち，確かな知識に裏づけられた看護実践ができる人

□さまざまな専門職と協働し，組織の中で連携しながら看護の役割と責任を果たすことができる人

□広い視野をもって継続的に自己研鑽できる人

科目目標

1. 小児看護を実践する際に必要となる技術の原理・原則が説明できる。
2. 発達各期のコミュニケーションの特徴について説明できる。
3. 身体・心理・社会的発達に関するアセスメント技術が実施できる。
4. 子どもとその家族の状況に応じた適切な援助方法を実施することができる。
5. 子どもの日常生活援助の基本技術が実施できる。

授業の運営

・演習を行うものは演習に関連する内容の事前学習を行った前提とする。

・グループワークとグループ発表会（全2〜3回），グループレポート提出（1回）を行う。

・シミュレーションでは「確認テスト」（1回）を授業内に行う。

回数	授業内容（旧カリ）	回数	授業内容（新カリ）
1	子どもとの関係調整	1	子どもとの関係調整
2	子どもの治療・検査・処置の特徴と看護	2	子どもの治療・検査・処置の特徴と看護
3-4	子どもの日常生活援助技術	3-4	子どもの日常生活援助技術
5-6	子どもの治療・検査・処置の特徴と看護	5-6	子どものフィジカルアセスメント
7-8	子どもの輸液	7	子どもの輸液
9-10	子どものフィジカルアセスメント	8	子どもの穿刺技術
11-12	プレパレーション（グループ発表）	9-10	ベッド上の遊び支援
13-14	プレパレーション（グループ発表）	11-12	プレパレーション（グループ発表）
15	後期のまとめ	13-14	喘息事例のシミュレーション演習
		15	後期のまとめ

評価方法

・本科目の評価は，筆記試験60％，課題・授業への参加状況40％となっている。

・本単元の評価は，学期末の筆記試験の中に，喘息患児の看護を含む内容を含める。

・課題・授業への参加状況では，シミュレーション場面の評価はせず，患児の状態の要約内容と，喘息発作の程度に応じた看護をまとめたものを点数化する。

Ⅲ　領域別シナリオ集

> 【科目目標】
> 3. 身体・心理・社会的発達に関するアセスメント技術が実施できる。
> 4. 子どもとその家族の状況に応じた適切な援助方法を実施することができる。

↓

> 【演習目的】
> 喘息発作急性期の患児に対する看護ができる基礎的能力を養う。

↓

> 【シミュレーション演習の目標】
> ①患児の状態を考え, コミュニケーションを図ることができる。
> ②喘息の患児のフィジカルアセスメントができる。

図Ⅲ-7-1│科目目標とシミュレーション演習の目標との関係

特に「小児看護学概論」では健康な子どもの成長発達を中心に学習し,「小児看護援助論」では症状別・経過別看護と, 看護過程展開で発達段階の異なる小児気管支喘息の事例を用いて学習を行っているため, シミュレーション演習で実施する疾患と看護の基礎知識は得ている。

②技術

小児看護技術では, 基礎看護技術をベースとし, 疾患と小児の特徴である成長・発達を踏まえた看護技術が必要になる。本シミュレーション演習で取り扱う事例の患児との関係調整技術とバイタルサイン測定技術については学習している。

③態度

「小児看護援助論演習」では, 今年度からポートフォリオ作成を行っている。ポートフォリオには授業で取り上げた内容に関する小児看護技術の教材や資料を挟むようにしているが, 3年後期の小児看護学実習でも活用できるようファイル形式にし, 学習成果が見えるようにしている。

演習に参加する際はその単元の事前学習を提示し, ポートフォリオ記録用紙に, 学生自身が演習を受けるにあたっての目標（自己目標）を書き, 意識して演習に臨むことができるようにしている。自己目標は子どもの発達と疾患看護のとらえ方を意識化でき, 能動的に演習に参加できる機会となっている。

④その他：学生の発達・傾向

学生の背景として, 少子化・核家族化により家庭環境は変化しており, 他世代と会話をする機会が少なく, 生活体験も乏しくなってきている。情報化社会の中, SNS（ソーシャルネットワーキングサービス）などでコミュニケーションは取れていても, 実際の人とのかかわりは希薄化し, 基本的なコミュニケーション能力は低下している傾向がある。日常生活においても子どもの世話を体験する機会が乏しい状況であり, それが子どもとのかかわりに対する不安や苦手意識につながっている場合もある。

また，学生たちは，知識を個々に覚えようとする傾向があることから，子どもの成長・発達と疾患とを統合した援助を考えることが難しくなっている状況である。

　以上のことより，臨床に近い状況を設定し，発達と疾患と看護が結びつくようなシミュレーション演習を行うことで，それぞれの学びが統合し，小児看護技術の実践方法の理解が深まると考えた。

4　シミュレーション演習を取り入れるためのポイント

　旧カリキュラムでは，4コマでプレパレーションのロールプレイを実施していた。新カリキュラムではプレパレーション演習の授業内容を整理し，本シミュレーション演習の時間を確保した（**図Ⅲ-7-2**）。

　また，本シミュレーション演習は，すでに学習している内容を統合する形での演習ととらえているため，授業の最後に行うことで，既習内容と関連づけて学習が深められるようにした。

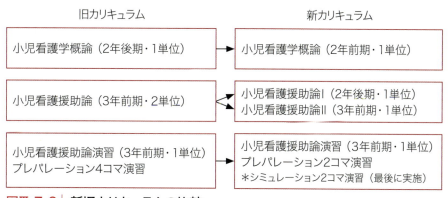

図Ⅲ-7-2｜新旧カリキュラムの比較

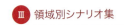

5 | シナリオデザインシート

テーマ	急性期の喘息児の看護
学年・全体人数	3年・100名（50名ずつ2回に分けて実施。1グループ5名とする）
全体の時間	90分（1コマ）×2回
シミュレーション演習の目標	①患児の状態を考え，コミュニケーションを図ることができる。 ②喘息の患児のフィジカルアセスメントができる。
シミュレーションの課題	あなたは，本日の健くんの受け持ち看護師です。夜間入院のため現在寝ていると申し送りを受けました。母親は荷物を取りに自宅に帰り不在です。現在9時です。健君への朝の挨拶と，フィジカルアセスメントを行ってきてください。
事前学習	・喘息の中発作時の看護 ・健康障害や入院が子どもと家族に及ぼす影響と看護

6 | 本時のアウトラインシート

時間配分	授業の進行	教員のかかわり・留意点
30分	【ブリーフィング】 ・スケジュールの説明 ・確認テスト ・患児情報の提示 ・担当学生発表 ・課題の説明 ・物品説明　等	
10分	【シミュレーション】 ■学生に期待する動き ○入室時のコミュニケーション（目標①） ・睡眠中であることを考えた入室 ・起床していた子どもへの声かけ ・子どもの質問に対して答える　等 ○フィジカルアセスメント（目標②） ・フィジカルアセスメント実施の説明 ・バイタル測定，フィジカルアセスメント実施 ・呼吸状態を中心とした全身の観察　等 ○退出時のケアの実施 ・環境を整える ・退出時に今後のことを説明する　等	・睡眠中であることを考慮した入室ができなかったり，起きていることに戸惑っても介入しない。 ・観察する内容（数値）は，映像を通して見ている学生にわかるように発言する。 ・子どもへの声かけがない場合や退出時の援助を行わない場合は止める。
20分	【デブリーフィング】	
	・シミュレーションとデブリーフィングを繰り返す。	
10分	・まとめ	

※時間配分は目安である。

7 設営シート

長谷川健くん
- 7歳（小学校1年生）　男性　日本人
- 身長120cm　体重22.0kg
- キーパーソン：母親
- 日常生活動作：自立
- アレルギー：ハウスダスト・卵
- 既往歴：3歳時に気管支喘息と診断され，年に数回小発作を繰り返していたが抗ロイコトリエン薬服用とステロイド薬吸入で状態安定していた。今年3月末に小発作で小児科を受診し，β2刺激薬の吸入で改善した後は発作がなかった。
- 診断：気管支喘息

【シミュレーション時の状況】
- AM9：00
- 左手背より点滴投与中，インスピロンネブライザー使用にてマスク装着中，ファーラー位でベッドに臥床している。
- 伝えるバイタルサインズ：BT=37.2℃，PR=90回/分，RR=30回/分，BP=104/60mmHg
- 呼吸の観察：喘鳴著名，肩呼吸あり，陥没呼吸肋骨下あり
- SpO_2 =98%（インスピロン40% 5L/分）
- 輸液：ソルデム3A輸液®50mL/時，右手背に疼痛・発赤・腫脹なし

※母親は荷物を取りに家に帰宅中
※看護師同士の申し送りでは睡眠中と伝えられている

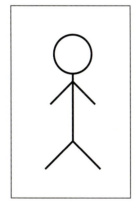

【現病歴】
- 4月に小学校に入り元気に学校に通っていた。7月11日（火）の明け方から咳が出始めた。体温は37.4℃。学校を休み，朝一番に小児科を受診した。喘息発作と言われβ2刺激薬吸入を行い，内服薬をもらって帰宅した。夜23時に仰臥位で呼吸苦が出現し，眠れないため母親と急患センターを受診した。

【急患センター受診時】
- BT=37.5℃　PR=92回/分　RR=36回/分　SpO_2=92%（room air）
- 喘鳴・陥没呼吸・呼気延長を認める。
- クロモグリフ酸（インタール吸入液®）・プロカテロール（メプチン吸入液®）吸入が行われるも呼吸状態改善なく，入院したほうがいいと説明を受ける。
- 救急外来で血管確保し，喘息中発作の加療のため7月12日（水）3時に入院となる。入院歴なし。

【入院後の治療】
- 点滴：ラクテック注®200mL/時→排尿後ソルデム3A輸液®50mL/時へ変更
- 吸入：イソプレナリン塩酸塩（アスプール液®）0.5%持続吸入療法　酸素5L/分（インスピロン40%使用）
- 内服：カルボシステイン（ムコダイン錠®）3回/日　アンブロキソール塩酸塩（ムコソルバン錠®）3回/日

【入院後の経過】
- 病室は4人部屋で，中学生と小学生の患児が入院している。夜間はあまり眠れていない。
- 母親は早朝，患児が入眠中のうちに入院準備のため一時帰宅している。

8 学生と教員の配置

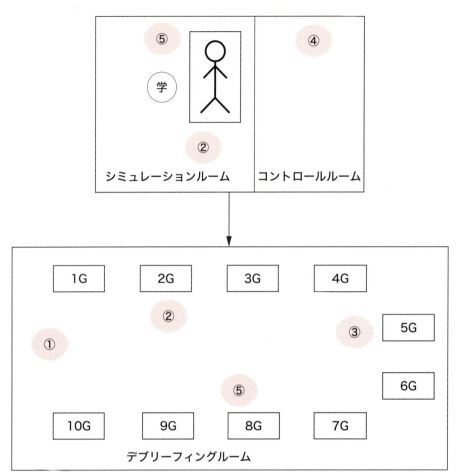

※シミュレーションルームで撮影した映像をデブリーフィングルームにライブ配信する。
※実施者以外の学生は，シミュレーションルーム内，マジックミラー越し，デブリーフィングルームに分かれて観察を行う。

＜役割シート＞

	役　割		指導者
主デブリーファー	全体の進行役，デブリーフィングの際の問いを出す役割		教員①
副デブリーファー	1人3〜4グループを担当し，デブリーフィングガイドを参考に学生が答えにたどり着けるように発問する役割		教員②③⑤
ファシリテーター	ブリーフィングやシミュレーション時の思考や行為を支援する役割		教員②
オペレーター，撮影者	シミュレーターの操作，ビデオの操作を行う役割		教員④
患者役	Sim Junior		シミュレーター
患者声役	子どもの声を担当する役割		教員⑤

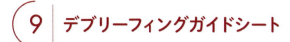

9 デブリーフィングガイドシート

このシナリオのデブリーフィングで特に学ばせたいのは，「患児の状態を考えたコミュニケーション技術」と「小児フィジカルアセスメント技術」である。以下に一部抜粋した内容を示す。

◆=学生への質問，または学生がディスカッションする課題
◆=ディスカッションで導き出してほしい内容

目　標	デブリーフィングガイド	進行の目安
① 患児の状態を考え，コミュニケーションを図ることができる。	◆1：入室時はどのようなことに留意して患児のところに行きましたか？ ◆1：初めての入院で，夜間眠れなかったことが考えられるため，入室時はそっと部屋に入り，びっくりさせないようにする。 ◆2：「お母さんは？」と繰り返し言っていますね。どうして繰り返し言ったと思いますか？ ◆2：初めての入院で……。 ◆3：どのように対応すればいいと考えますか？ ◆3：……。	1回目のシミュレーション後に実施
② 喘息の患児のフィジカルアセスメントができる。	◆4：安全・安楽にそして正確にバイタルサインを測定するために，どんなことに留意しますか？（理由も含めて書き出す） ◆4： 【実施前】 　①物品を持っていく　②子どもへの説明　など 【実施中】 　<測定手順> 　③バイタルサイン測定順番を考える　など 　④7歳ではどのような危険なリスクがあるかを考えて行う 　⑤体温，脈拍，血圧，呼吸，バイタルサイン以外の観察項目，手順や子どもへの声かけなど，留意点とともに書いてもらう ◆5：患児の状態をアセスメントしてください。 ◆5：呼吸数と脈拍数が多く，肩呼吸あり，喘鳴あり，会話も途切れ途切れであり，喘息中発作急性期の状態が続いている。安楽な呼吸のために起座位を保ち……。 ◆6：退室時はどのような対応を行いますか？ ◆6：ナースコールの使い方を教えるなど	2回目のシミュレーション後に実施

参考文献
- 渡邉晴美・藤好貴子・渡辺まゆみ：本学の小児看護学援助論演習におけるシミュレーション教育の導入．九州・沖縄小児看護教育研究会誌．2017；第18号：17-20.
- 中野綾美編：小児の発達と看護．（ナーシンググラフィカ．小児看護学1）第5版．メディカ出版；2015.

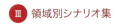

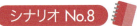

3年前期

精神看護学

統合失調症患者のアセスメント

シチュエーション・ベースド・トレーニング　　Situation Based Training

1 ｜ カリキュラム全体の当該科目の位置づけ

　本科目は，1年次の「人体の構造」「人体の機能」「病態・疾病論Ⅰ」「薬理学」と2年次の「病態・疾病論Ⅴ（精神）」により精神疾患の成り立ちと回復過程を学び，また「臨床心理学」と「精神保健論」で精神機能が人間の認識・行動等に及ぼす影響を学習する専門基礎分野の上に成立している。

　さらに，専門分野Ⅱでは2年前期の「精神看護学概論」で精神機能の障害が生活や社会に及ぼす影響と精神看護の目的等を学習し，3年前期の「精神看護援助論」で精神疾患を抱える患者の看護を学習する。本「精神看護援助論演習」は，「精神看護援助論」で学んだことを具体的に看護展開に活用していく方法を並行して学べるように位置づけている。

　「精神看護援助論演習」では，精神症状のアセスメントと対象者の自己決定能力に働きかけながら，セルフケア看護理論に基づいた看護過程の展開を学習する。また，ソーシャルスキルトレーニング，怒りのコントロール，精神科における看護倫理など，対象者への看護展開に必要な知識・技術・態度について「精神看護援助論」で学んだ内容を統合した演習内容で構成している。なかでも，精神症状に対するアセスメントや看護介入については，早期体験学習（アーリーエクスポージャー）としてシミュレーション演習を取り入れ，患者理解，自己理解を深めることを目的としている。

　本単元で学習した精神症状のアセスメントは，術後せん妄や不安，見当識障害などの症状アセスメントにも活用できる。

表Ⅲ-8-1 | シラバス

授業科目名	必・選	単位数	学年	開講期
精神看護援助論演習 【Seminar of Psychiatric Nursing】	必修	1単位	3年	前期

ディプロマ・ポリシー

■キリスト教の愛の精神に基づき「その人をその人として大切にする」こころを身につけた人

■人間を全人的に理解し，生命の尊厳と人権の尊重に基づく倫理観をもち，他者の権利擁護につとめることができる人

■人とのかかわりを通して，他者の成長を助けるとともに自分も成長できる人

■看護の専門職として必要な問題解決能力をもち，確かな知識に裏づけられた看護実践ができる人

■さまざまな専門職と協働し，組織の中で連携しながら看護の役割と責任を果たすことができる人

■広い視野をもって継続的に自己研鑽ができる人

科目目標

1. 精神症状のアセスメントができる。
2. 対象者との相互作用を通じて自己の言動を振り返ることができる。
3. セルフケア理論に基づき，精神疾患をもつ対象者とその家族に適切な看護が提供できるための看護過程が展開できる。
4. 暴力を未然に防ぐ対処行動が説明できる。
5. SST※の目的と意義，運営，看護師の役割について理解できる。
6. 精神科における看護倫理について説明できる。

授業の運営

本授業では，事例を用いた課題学習や精神症状のシミュレーション演習，SSTの演習など，グループワークとプレゼンテーションなどの方法を取り入れ，学生の主体的行動を涵養する。

回数	授業内容（旧カリ）	回数	授業内容（新カリ）
1	精神症状のアセスメントと援助	1,2	精神症状のアセスメントと援助（シミュレーション演習）
2	精神症状のアセスメントと援助（シミュレーション演習）	3	セルフケア看護理論
3	セルフケア看護理論	4,5	事例検討（アセスメント）
4-9	事例検討	6,7	事例検討（関連因子の分析，看護診断の特定
10	看護過程の発表と意見交換	8,9	事例検討（看護目標・計画の立案）
11-12	SSTの目的・方法，看護師の役割（実技）	10	看護目標・計画の発表会と意見交換
13	医療観察法・怒りのコントロール	11-12	SSTの演習（目的・方法，看護師の役割）
14	精神科における看護倫理	13	怒りのコントロール
15	評価	14,15	精神科における看護倫理

評価方法

授業への貢献度20%／レポート80%

※SST＝ソーシャルスキルトレーニング

Ⅲ 領域別シナリオ集

【科目目標】
1. 精神症状のアセスメントができる。
2. 対象者との相互作用を通じて自己の言動を振り返ることができる。
3. セルフケア理論に基づき，精神疾患をもつ対象者とその家族に適切な看護が提供できるための看護過程が展開できる。

【シミュレーション演習の目標】
①患者の状態と病床環境の観察ができる。
②患者の行動や思考が整理でき，患者の体験に伴う情緒的反応に共感できる。
③患者が行っている対処方法を理解し，別の対処方法が提案できる。

図Ⅲ-8-1 | 科目目標とシミュレーション演習の目標との関係

2 | 当該科目におけるシミュレーション演習の位置づけ

精神医学的問題を抱える患者への看護展開に必要な知識・技術・態度を修得するため，精神症状のアセスメント，看護過程の展開，ソーシャルスキルトレーニング等について演習を計画した。その中で，最初の演習である精神症状のアセスメントはシミュレーション演習に位置づけている（**表Ⅲ-8-1**，**図Ⅲ-8-1**）。

シミュレーション演習では目標を3つ設定し，段階的に進めて理解を深められるように配置した。

シミュレーション演習では，精神症状の理解と薬物療法，回復期の看護に関する基礎的知識の2つの小テストを事前に実施する。また，デブリーフィングの際に気づいたことを記載するレポート用紙を作成し，デブリーフィングのたびに記載させる。これらの小テストとレポートをもとに学習目標の達成度を評価するが，このことは成績には反映させない。

3 | 学生のレディネス

①知識

統合失調症については，1年次の「病態・疾病論」で疾患に関する基礎的知識を修得している。2年前期に「精神看護学概論」で精神構造や機能，発達過程，ストレス理論等の精神看護学における基礎的知識を修得している。3年前期で「精神看護援助論」と「精神看護援助論演習」を並行しながら学習しており，シミュレーション演習時には，対象者への共感的理解，精神症状のアセスメントについて学んでいる。

②技術

　シミュレーション学習におけるレディネスとしては，1年次から基礎看護学におけるタスクトレーニングを始め，2年次では成人看護学における BLS によるアルゴリズムトレーニング（2年後期）を，また成人看護学において糖尿病患者の観察（2年前期），老年看護学において認知症患者とのコミュニケーションをテーマとしたシチュエーション・ベースド・トレーニングの経験ももっている。このことで，シミュレーション演習の基本的構成や進行の方法については理解している。

③態度

　学生は精神疾患患者に対する接触体験の乏しさから偏見を抱くこともあり，かかわりにおいて不安や緊張が生じやすい。一方，精神疾患患者は，精神症状により自己のニーズを相手に表現することが難しいため，学生は自己の感情と向き合いながら対象者とかかわることが求められる。学生は患者の言動に対する戸惑いや不安を抱えるとともに，自分の言動が患者に何か影響を与えるのではないかとの不安ももつ。つまり，患者の言動を理解できないばかりでなく，援助者としての自己のあり方にも不安を抱きやすい傾向にある。

④特性

　青年期にある学生の傾向として，傷つかないよう相手と本音で付き合わないなど，人間関係において葛藤を避ける傾向がある。そのため，自己を振り返る能力に乏しく，客観的事実をとらえて論理的に思考する力が弱い傾向があることが指摘されている。本学においてもラインなどスマートフォンのアプリケーションを介した会話は頻回に行われているが，顔を合わせて話すことやグループワークでの活動に対し苦手意識がある。

4 ｜ シミュレーション演習を取り入れるためのポイント

　旧カリキュラムの「精神看護援助論演習」では，別科目である「精神看護援助論」で精神症状とアセスメントを教授し，さらに図Ⅲ-8-2にあるように演習前にも講義を行っていた。新カリキュラムでは，この重複を避けシミュレーション演習自体の内容の充実を図るために，統合失調症の症状等の知識は「精神看護援助論」で押さえ，シミュレーション演習を2コマにした。

　演習内容として，精神疾患の中で最も罹患率の高い統合失調症と，精神症状の中で最も多い幻聴について取り上げ教材とする。幻聴によって常に聞こえてくる声に苦痛を感じ，"タオルで耳をふさぐ"という対処を行っている患者への援助を考える。苦痛に対しイライラした様子や，時に幻聴に対し「黙

Ⅲ 領域別シナリオ集

旧カリキュラム　　　　　　　　　　　新カリキュラム

| 精神症状とアセスメント（講義） | → | 精神症状とアセスメント（演習） |

| 精神症状とアセスメント（演習） | | 精神症状とアセスメント（演習） |

図Ⅲ-8-2 | 新旧カリキュラムの比較

れ」「うるさい」と抗議しながら過ごす患者の様子は，学生にとって脅威や不安を抱かせる。

　しかし，苦痛の中心にいるのは患者自身であることを知り，共感的理解を表出することで，患者との距離が縮まっていく。さらに，模擬患者とのかかわりを通して，この共感的理解の表出による患者との距離感を体験的に学ばせていく。また，患者の行動は患者なりの対処法であることの理解を進め，次には幻聴による苦痛の緩和策の提案について考えるという3つの段階を学習内容とする。

⑤ シナリオデザインシート

テーマ	幻聴がある統合失調症患者の症状アセスメント
学年・全体人数	3年・100名（1グループ5名とする）
全体の時間	90分（1コマ）×2回
シミュレーション演習の目標	①患者の状態と病床環境の観察ができる：シミュレーションⅠ ②患者の行動や思考が整理でき，患者の体験に伴う情緒的反応に共感できる：シミュレーションⅡ ③患者が行っている対処方法を理解し，別の対処方法が提案できる：シミュレーションⅢ
シミュレーションの課題	実習2日目。昼食後，臨地実習指導者から「本日14時にホールで行われる作業療法（カレンダー作り）に城野さんを誘ってみてください」と言われた場面。
事前学習	入院形態，統合失調症の症状，治療内容（薬物療法と副作用，作業療法等），治療環境

142

6 本時のアウトラインシート

時間配分	授業の進行	教員のかかわり・留意点
40分	【ブリーフィング】 ・本日の目標とスケジュールの確認 ・患者の状況,環境面の観察タイム ・シミュレーションを実施するための作戦タイム ・シミュレーションの実施者決定	・シミュレーションルームで過ごす患者を見せて,課題に対する方法をグループごとに話し合わせる。
5分	【シミュレーション】 ■学生に期待する動き ○患者の状態と環境の観察（1回目：目標①） ・精神状態の観察 ・不安,人間関係,ニード,物事のとらえ方 ・セルフケアの状態 ・患者が受けている治療　等 ○患者の行動や思考の整理,共感的理解（2回目：目標②） ・患者が頻回に行う「タオルで耳をふさぐ」動作の意味の発見 ・幻聴による苦痛への共感的理解の表明 ○対処方法の理解と,別の対処方法の提案（3回目：目標③） ・患者が行っている対処方法への理解 ・患者の状態を踏まえた別の対処方法の提案 ・作業療法が患者にもたらす意味の理解	・学生の表情や行動から戸惑いが強く,コミュニケーションの進展が見られない場合は,時間内であっても終了とする。
20～25分	【デブリーフィング】	
	・シュミレーションとデブリーフィングを交互に行う	
10分	・まとめ	

※時間配分は目安である。

7 設営シート

城野太郎さん
- 60歳　男性　日本人
- 身長173cm　体重63kg
- キーパーソン：弟の嫁
- 日常生活動作：ADLは自立しているが，自発的に行動に移すことは少なく，促しが必要
- アレルギー：なし
- 既往歴：なし
- 診断：統合失調症

【状態】
- 髪はぼさぼさ，髭も伸びている。
- ベッド上で臥床したり，布団をめくったり落ち着きなく過ごしている。ときにブツブツ独言している。
- 時々，タオルで耳をふさいだり，床頭台やオーバーベッドテーブル上のペットボトルの水を飲んだりしている。

【ベッド周囲の環境】
- 衣類，コップ，空のペットボトルがベッドの上や床の上に散乱している。床頭台の引き出しや扉も開いている。
- 症状により，周囲の環境に関心を払えない患者の状態を，よりリアリティをもたせた環境に設定。

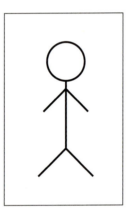

【現病歴】
- 20代で発症し，幻覚・妄想・気分変動・不安から入退院を繰り返し，現在10回目の入院の1カ月目。医療保護入院。

【入院後の治療】
- 薬物療法（リスペリドン錠®2錠を朝・就寝前，不眠時グッドミン錠® 1錠）
- 病棟での作業療法（月～金），作業療法内容（カレンダー等の創作活動，上下肢運動，レクリエーション，映画鑑賞など）

【入院後の経過】
- 入院直後は隔離拘束を要したが，徐々に症状が改善し，現在個室入院中。幻聴や被害妄想の陽性症状が軽度みられる。
- 1週間前から作業療法が開始になり，不定期に参加している。

8 学生と教員の配置

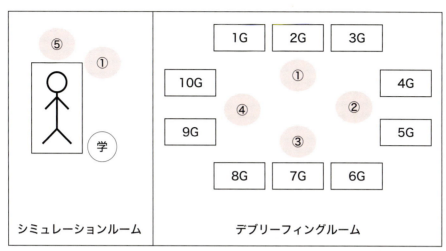

※シミュレーションルームで撮影した映像をデブリーフィングルームにライブ配信する。
※実施者以外の学生は映像を通じて観察する。

<役割シート>

	役　割	指導者
ファシリテーター	実習指導者役となり，実施者である学生とともに病室に訪問する。	教員①
主デブリーファー	学生へ発問し，意見を引き出しながらグループワークを進行する。	教員②
副デブリーファー	2〜3グループを担当し，学生のグループワークの円滑化を図る。	教員①③④
模擬患者	患者役	精神科ナース⑤

※撮影や音響のスタッフを適宜配置する。

Ⅲ 領域別シナリオ集

9 デブリーフィングガイドシート

　このシナリオのデブリーフィングで特に学生に学ばせたいのは，①奇異に見える患者の行動には意味があること，②その行動の背景には精神症状などの病的体験に伴う患者の苦痛が存在し，生活行動に影響を与えること，③精神疾患の患者の抱える苦痛を踏まえて，患者に必要な援助方法を考えることである。以下に一部抜粋した内容を示す。

◆=学生への質問，または学生がディスカッションする課題
◆=ディスカッションで導き出してほしい内容

目　標	デブリーフィングガイド	進行の目安
① 患者の状態と病床環境の観察ができる。	◆1：グループごとに観察した内容について書き出してみてください。 ◆1：(略)	1人目実施後
② 患者の行動や思考が整理でき，患者の体験に伴う情緒的反応に共感できる。	◆2：患者さんが頻回に行っている"タオルで耳をふさぐ"動作はどのような意味があるのでしょう。そのときの患者さんはどのような気持ちだと思いますか？ ◆2：幻聴が聞こえないようにしていると思います。つらいのではないかと思います。	2人目実施後
③ 患者が行っている対処方法を理解し，別の対処方法が提案できる。	◆3：指導者からホールで行われる作業療法に患者さんを誘うように言われましたが，患者さんに作業療法を促すことはどのような意味があるでしょうか？　グループで考えてみましょう。 ◆3：具体的な活動を通して，対人関係能力や協調性，対処行動，社会性などを育成し，生活リズムを整える	3人目実施後

※1回のデブリーフィングは20分程度とし，学習者の集中力が途切れないように進め，次のシミュレーション場面における課題も提示しながら，つながりをもたせて進めていく。
※デブリーファーはグループディスカッション時に巡視を行い，学習者たちの気づきの状況や意見を拾いながら全体ディスカッションの運営に役立てる。

146

シナリオ No.9

在宅看護学

3年前期

訪問時の面接技術

シチュエーション・ベースド・トレーニング　　　Situation Based Training

1 カリキュラム全体の当該科目の位置づけ

　医療技術の進歩や在宅療養を希望する人々の増加，また国の医療費抑制の動きなどから，在宅医療，在宅看護の重要性・必要性は今後さらに高まっていくと考えられる。そのため看護師国家試験出題基準や看護学教育モデル・コア・カリキュラムにおいても，在宅療養者への看護の比重が増している。

　そのような背景に基づき，また保健師助産師看護師学校養成所指定規則にも則って，本学における在宅看護学は4科目・6単位で構成している。本シミュレーション演習は，3年前期の「在宅看護援助論演習（1単位：30時間）」の中で行われるが，2年後期には，訪問看護をめぐる社会的背景や介護保険制度について学ぶ「在宅看護学概論（1単位：15時間）」と，訪問看護過程や訪問看護管理を学ぶ「在宅看護援助論（2単位：30時間）」を履修する。

　2年次までに，「病態・疾病論」などの専門基礎分野，「フィジカルアセスメント」などの専門分野Ⅰの履修も終えている。よって本科目は，それまで学習したことを統合しながら，3年後期からの「在宅看護学実習（2単位：90時間）」を見据え，より実践的・具体的な訪問看護技術を習得することを目指している。

2 当該科目におけるシミュレーション演習の位置づけ

　「在宅看護援助論演習」の科目目標（**表Ⅲ-9-1**）のうち，「1. 訪問看護における礼儀やマナー，コミュニケーション技術について理解し実践できる。」に基づき，本シミュレーション演習では，講義で習得した訪問看護場面における面接技術を看護実践に活用する方法を学習する。そこで演習目的を「在宅療養者や家族と信頼関係を築くための訪問時面接技術の基礎的能力を養う。」とし，全4回（1・2・9・10回）で設計した（**図Ⅲ-9-1**）。

III 領域別シナリオ集

表III-9-1 | シラバス

授業科目名	必・選	単位数	学年	開講期
在宅看護援助論演習 【Seminar of Home Care Nursing】	必修	1単位	3年	前期

ディプロマ・ポリシー

■キリスト教の愛の精神に基づき「その人をその人として大切にする」こころを身につけた人

■人間を全人的に理解し，生命の尊厳と人権の尊重に基づく倫理観をもち，他者の権利擁護につとめることができる人

□人とのかかわりを通して，他者の成長を助けるとともに自分も成長できる人

■看護の専門職として必要な問題解決能力をもち，確かな知識に裏づけられた看護実践ができる人

■さまざまな専門職と協働し，組織の中で連携しながら看護の役割と責任を果たすことができる人

□広い視野をもって継続的に自己研鑽ができる人

科目目標

1. 訪問看護における礼儀やマナー，コミュニケーション技術について理解し実践できる。
2. 在宅看護でよくみられる疾患や日常生活援助また医療技術について，看護上の留意点やその方法を理解し言語化できる。
3. 各種介護用品や福祉用具等を療養者や家族支援にどのように活かしていくか，看護者として考えることができる。
4. 各種演習や現場看護職から生の声を聞くことで，在宅看護をより身近なものとして感じ，その後に続く実習に役立てることができる。

授業の運営

・パワーポイントや配布資料による講義
・事例を用いた演習（グループディスカッション，シミュレーション，プレゼンテーション）

回数	授業内容（旧カリ）	回数	授業内容（新カリ）
1-2	訪問看護における面接（コミュニケーション）技術	1	演習①と演習②の概要説明 事前学習の課題提示
3	訪問時のマナーと言葉遣い（外部講師）	2	訪問時の面接技術（講義） 演習①「訪問時の面接技術」（事前学習）
4-6	演習①「訪問時の面接技術」	3-8	演習②「訪問看護技術」（事前学習） 福祉体験プラザ見学
7-8	在宅ホスピス（在宅緩和ケア）・訪問看護管理	9-10	演習①「訪問時の面接技術」（シミュレーション演習）
9-10	演習②「死の体験旅行」＋在宅看護過程フィードバック	11-14	演習②「訪問看護技術」（シミュレーション演習）
11-12	在宅ホスピスケアの現場から（外部講師）	15	まとめ
13-21	演習②「訪問看護技術」＋ 福祉体験プラザ見学		
22-23	訪問看護ステーション管理者の立場から（外部講師）		
24-27	演習②「訪問看護技術」発表会		
28-29	まとめ		
30	試験		

評価方法

演習への参加態度や取り組み姿勢30％／課題レポートの提出状況とその内容20％／筆記試験50％

【科目目標】
1. 訪問看護における礼儀やマナー，コミュニケーション技術について理解し実践できる。

↓

【演習目的】
・在宅療養者や家族と信頼関係を築くための訪問時面接技術の基礎的能力を養う。

↓

【シミュレーション演習の目標】
①さまざまな訪問看護場面における学生の戸惑いについて考えることができる。
②その戸惑いの原因と解決策について考えることができる。
③考えた①②をもとに実際の訪問看護場面をシミュレーションできる。
④一連の流れを通して、一つひとつの訪問看護時面接技術には根拠があり意味があることを理解することができる。
※取り組む訪問看護場面は5つあり，それぞれに押さえるべき小目標がある。

↓

【訪問看護場面Dの小目標】
①療養者や家族の希望（要望）に沿ってケアを行うことの重要性について理解することができる。
②療養者宅にあるものを使用しケアを行うための留意点について理解することができる。
③療養者の心身の状態や療養環境にも配慮しながらケアを行うことの重要性について理解することができる。

図Ⅲ-9-1 | 科目目標とシミュレーション演習の目標との関係

シミュレーション演習では，臨地実習において学生がよく戸惑う５つの訪問看護場面（A．玄関での立居振舞，B．家の中での立居振舞，C．バイタルサインの測定，D．看護ケアの前・中・後，E．療養者・家族とのコミュニケーション」）を想定し，それぞれの戸惑いの原因や対策を考えた後にシミュレーションを行う（本稿では場面Dについて示す）。

また，演習の目的・目標により近づくため，４会場に分かれ，すべてのグループがシミュレーションを行えるように設定した。単なるマナーや礼儀にとどまらず，在宅における療養者や家族のセルフケア向上や自己決定，権利擁護を考慮しながら信頼関係を構築していくプロセスを学ぶ機会としたいため，十分なデブリーフィングにより行為の一つひとつに根拠があることを示していく。

③ 学生のレディネス

①知識

「病態・疾病論」等の専門基礎分野，「フィジカルアセスメント」等の専門分野Ⅰは，２年後期までに修了している。また「在宅看護学概論」や「在宅

看護援助論」も，2年後期に修了している。

②技術

本科目を履修する学生が経験済みの実習は，2年前期の「基礎看護学実習Ⅰ（コミュニケーション実習）」と2年後期の「基礎看護学実習Ⅱ（看護過程実習）」の2つである。いずれも病棟実習であるため，学生は施設内看護はイメージできるが，療養者宅での看護を想像することは難しいと思われる。日常生活援助の経験も少ないうえに，在宅では，援助に応用や工夫が求められるため，本科目の「演習②」で，訪問看護技術について学ぶ機会を設けている。

③態度

学生は核家族であることが多いため，何らかの疾病や障がいをもちながら自宅で療養する方の生活はイメージし難い。そこで「在宅看護学概論」や「在宅看護援助論」では，講義だけでなく，当事者である在宅療養者や介護するご家族の講演，また訪問看護の実際を映像や現役訪問看護師の講話により理解する機会を設けている。また療養者宅での礼儀やマナーを修得できていないことも多いため，本演習で学ぶ機会を設けている。

4 シミュレーション演習を取り入れるためのポイント

旧カリキュラムでは，2単位60時間の中で，本シミュレーション演習にあたる「訪問時の面接技術」と「訪問看護技術」の2つの演習を行っていた。新カリキュラムによる時間数の半減は，2つの演習で使用する事例を統一し，グループ編成を同じにすることで解消する。また，スケジュール上，2つのシミュレーション演習を連続させることで時間的ロスを最小限にした（図Ⅲ-9-2）。

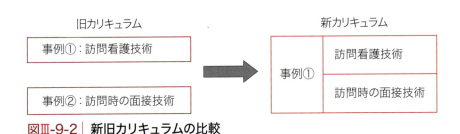

図Ⅲ-9-2｜新旧カリキュラムの比較

5 シナリオデザインシート

テーマ	脳梗塞後遺症で療養中の男性高齢者と，介護する妻への訪問看護 ※訪問看護場面【D. 看護ケア（全身清拭）の前・中・後】
学年・全体人数	3年・100名（1グループ5名で20グループを結成） 5グループずつ4つの会場に分かれ，各会場でA～Eの場面を同時進行する。
全体の時間	180分
シミュレーション演習 （訪問看護場面D）の目標	①療養者や家族の希望（要望）に沿ってケアを行うことの重要性について理解することができる。 ②療養者宅にあるものを使用しケアを行うための留意点について理解することができる。 ③療養者の心身の状態や療養環境にも配慮しながらケアを行うことの重要性について理解することができる。
訪問看護場面Dの シミュレーションの課題	・療養者や家族の承諾を得て，看護学生が訪問看護師の訪問に同行する。 ・看護ケア（全身清拭）前の準備から実施，そして後片づけまでの一連の流れをシミュレーションする（全身清拭そのものは行わない）。 ・シミュレーションの時間は8分
事前学習	・学生が戸惑う5つの訪問看護場面のうち，【D. 看護ケア（全身清拭）の前・中・後】について演習シート（資料1）に沿って考える。

Ⅲ 領域別シナリオ集

6 本時のアウトラインシート

時間配分	授業の進行	教員のかかわり・留意点
40分	【全体ブリーフィング】 ・オリエンテーション ・目標, スケジュール, 進行等の確認 ・映像視聴シミュレーション（好ましくない訪問看護の対応場面） ・映像視聴デブリーフィング（改善点の検討）	
5分	※4会場に分かれ, 各会場でA〜Eの訪問看護場面をシミュレーションする。	
25分	【場面A】	
25分	【場面B】	
25分	【場面C】	
2分	【場面Dのブリーフィング】	・挨拶が終わり, これから全身清拭を行う場面から始めることを伝える。 ・全身清拭そのものは行わないことを伝える。 ・療養者のいる居室の状態, 洗面所の位置等について説明する。
8分	【場面Dのシミュレーション】 ■学生に期待する動き ・ケア前・中・後に必要な療養者や家族への配慮や声かけ。 例) ケア前：療養者や家族の許可のもと, 洗面所を使用し物品を用意する。 ケア中：必要に応じて家族にもケアに参画してもらう（必要に応じて家族に休息を促す）。 ケア後：汚れた衣服の取り扱いやゴミの処理について, 療養者や家族にたずねる。　など	・シミュレーション中, ファシリテーターは原則介入しないが, 学生が戸惑っていたら何に困っているのか尋ね助言する。 ・最後までシミュレーションできなくても所定時間内で終了する。
15分	【場面Dのデブリーフィング】	
25分	【場面E】	
10分	・まとめ	

※時間配分は目安である。

7 設営シート

花鶴　博さん
- 76歳　男性　日本人
- 身長165cm　体重68kg
- キーパーソン：妻（74歳）
- 日常生活動作：寝たきり度B1，要介護3
- アレルギー：なし
- 既往歴：なし
- 診断：脳梗塞後遺症，左上下肢麻痺
- 家族：妻と二人暮らし，一人娘は遠方に嫁いでいる

【退院後の経過】
- 1年前の退院当初は社会資源を利用したがらず，妻一人で介護を担っていた。
- 妻の持病（腰痛・高血圧）が悪化し，日中ベッド上で寝ていることが多くなった半年前に，娘が介護保険の手続きを行った。
- この後介護用電動ベッドをレンタルし，訪問看護2回/週，デイケア2回/週のサービスを利用。
- 訪問看護は全身状態の観察と服薬管理，入浴介助，リハビリテーションを利用。

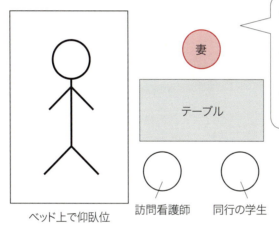

- 壁にはカレンダーと家族写真
- 汚れた寝衣をベッドサイドに放置
- 中央のテーブルにはお茶のセット

8 学生と教員の配置

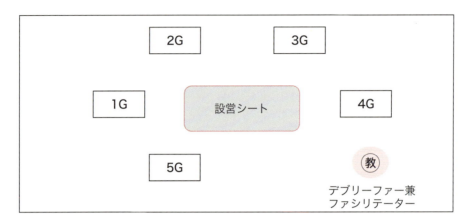

※在宅シミュレーションルームなどの会場に教員を1名ずつ配置。教員は，デブリーファー，ファシリテーターを兼任する。
※各グループはA〜Eの場面のいずれか1つを経験する。

<役割シート>

	役割	指導者
ファシリテーター，デブリーファー	学生の言動を観察し学生の学びを引き出す働きかけを行う。	1つの会場に1名の教員※
療養者役，妻役	それぞれの役割の留意点を事前に打ち合わせして演じる。	学生または模擬患者

※4会場で同時進行するので，教員は事前にアウトラインシートやデブリーフィングガイドシートで共通理解を図っておく。

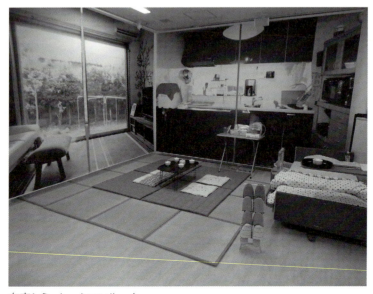

在宅シミュレーションルーム

シナリオ No.9 在宅看護学：訪問時の面接技術

9 デブリーフィングガイドシート

このシナリオのデブリーフィングで特に学生に学ばせたいのは，目標に挙げた3点である。以下に一部抜粋した内容を示す。

◆=学生への質問，または学生がディスカッションする課題
◆=ディスカッションで導き出してほしい内容

目 標	デブリーフィングガイド	進行の目安
① 療養者や家族の希望（要望）に沿ってケアを行うことの重要性について理解することができる。	◆1：ケアを行う前に，看護師役が療養者や家族に実践していたことは何ですか？ ◆1：療養者や家族にケアを行うことを説明し了解を得る。	※各目標に沿って，発問をしながら気づきを促す。 ※まずはグループでディスカッションをし，それをもとに全体でディスカションする。 （10分）
② 療養者宅にあるものを使用しケアを行うための留意点について理解することができる。	◆2：後片づけの際，看護師役はどのようなことに気をつけていましたか？ ◆2：療養者宅のものを使用しているので，使用後は，きれいにした状態で元の場所に収納する。また，使用した洗面所や床などが濡れていたら拭くなどして環境を整える。手洗い後，使用したペーパータオルは，ゴミとしてステーションに持ち帰る。	
③ 療養者の心身の状態や療養環境にも配慮しながらケアを行うことの重要性について理解することができる。	◆3：看護師役が，コミュニケーションをとりながらケアを行っていたのはなぜですか？ ◆3：意識レベル低下や認知機能低下など，療養者の状況にかかわらず，人権を尊重しなければならない。また，訪問時間は限られているが，大好きな野球の話をしたり，趣味の園芸について語ってもらうなど，対象に合わせた会話を楽しむことが生活の質を向上することにつながる。	

資料1 演習シート　事前学習レポート

グループ（D-1）　メンバー（田中，鈴木・・・　　　　　　　　　　　　　　　）
取り組む訪問看護場面（D：看護ケアの前・中・後　　　　　　　　　　　　　　）

どんな状況で，学生が戸惑うのか？
・物品はどこにあるのだろうか？ ・汚れた衣服は，どうしたらいいのだろう？

「好ましくないパターン」	なぜ好ましくないのか → その原因は何か
・勝手にタンスから衣服を取り出した。 ・物品や汚れた衣服をベッドサイドに置いたままにした。	・療養者や家族の持ち物である → タンスに入っているだろうと勝手に判断してしまった。 ・片づける家族の負担が増す → ケアが終わったことに安心してベッド周囲を確認しなかった。

上記を踏まえ考えた「好ましいパターン」
・療養者や家族に，これから使用する物品について伝え，物品がどこにあるのか尋ねる。 ・ケア後は，使用した物品をきれいにして，元の場所に戻す。

看護管理学

多職種連携・協働

シチュエーション・ベースド・トレーニング　　Situation Based Training

4年前期

1 | カリキュラム全体の当該科目の位置づけ

「看護管理学」は統合分野に位置づけられ，4年前期に30時間2単位として実施される。同時期に開講される「ヒューマンケアリング論Ⅲ」「災害看護学」「看護倫理学」以外はすべて修了している。実習は，4年前期に，自らの問題意識に基づいて学びを統合する「看護学総合実習」を3週間実施する。

本科目では質の高い看護提供のために，人的・物理的・財的・情報資源を有効に活用するための基本的な知識および問題解決技法を理解し，患者の回復促進における連携・協働および調整等をマネジメントする基礎的な能力を学習する。

2 | 当該科目におけるシミュレーション演習の位置づけ

シミュレーション演習は，科目目標「6. 多職種連携・協働において看護専門職者として果たすべき役割や必要な知識・技術が説明できる。」をもとに行う。良質なケアを提供するためには，目的や情報を共有し，各職種がもつ専門的知識や技術を最大限に生かすことが重要である。その中で看護職は自らの専門性をもった意見を他職種に伝える役割を担う。

そこで，本演習の目的を「他職種の専門性を理解し，看護専門職者としての意見を発言できる。」とした（**図Ⅲ-10-1**）。本科目の内容は，看護管理の経験をもたない学生にとっては抽象的でイメージがしにくい。しかし，シミュレーション演習は実践的で興味をもちやすく，演習以降の授業へのモチベーションを上げることが期待される。そのためシミュレーション演習を全15回の授業のうち中盤にあたる6・7講目に設定した（**表Ⅲ-10-1**）。

シナリオ No.10　看護管理学：多職種連携・協働

表Ⅲ-10-1 | シラバス

授業科目名	必・選	単位数	学年	開講期
看護管理学 【Management of Nursing】	必修	2単位	4年	前期

ディプロマ・ポリシー

□キリスト教の愛の精神に基づき「その人をその人として大切にする」こころを身につけた人
□人間を全人的に理解し，生命の尊厳と人権の尊重に基づく倫理観をもち，他者の権利擁護につとめることができる人
□人とのかかわりを通して，他者の成長を助けるとともに自分も成長できる人
■看護の専門職として必要な問題解決能力をもち，確かな知識に裏づけられた看護実践ができる人
■さまざまな専門職と協働し，組織の中で連携しながら看護の役割と責任を果たすことができる人
□広い視野をもって継続的に自己研鑽ができる人

科目目標

1. 看護管理の概念およびマネジメントに必要な知識と技術が説明できる。
2. 看護ケアのマネジメントと看護サービスのマネジメントについて説明できる。
3. 良質な看護を提供するための，看護提供システムや組織理念に基づく組織構造について説明できる。
4. 病院組織における安全管理について説明できる。
5. 看護サービス管理における質保証について説明できる。
6. 多職種連携・協働において看護専門職者として果たすべき役割や必要な知識・技術が説明できる。
7. 看護に必要な法律・制度・政策について説明できる。

授業の運営

講義では，授業内容を踏まえた演習課題の提出と理解度確認のための小テストを授業内に行う。そのうち1回は，社会人講師を招聘し臨床における看護サービス提供の仕組みづくりを学ぶ機会を設ける。また多職種連携・協働についてシミュレーション演習を行う。

回数	授業内容（旧カリ）	授業内容（新カリ）
1	看護とマネジメント（看護管理の定義，マネジメントの変遷）	看護とマネジメント（看護管理の定義，マネジメントの変遷）
2	看護ケアのマネジメント①（マネジメントプロセス）	看護ケアのマネジメント①（マネジメントプロセス，患者の権利の尊重）
3	看護ケアのマネジメント②（組織と組織構造，チーム医療）	看護ケアのマネジメント②（安全管理）
4	看護ケアのマネジメント③（看護業務，看護基準，看護手順）	看護ケアのマネジメント③（チーム医療）
5	看護サービスのマネジメント①（看護単位，看護と労働環境，施設・設備環境）	看護ケアのマネジメント④（看護業務，看護基準，看護手順，情報の活用）
6	看護サービスのマネジメント②（サービスの特性，組織理念，看護の組織化）	シミュレーション（多職種連携・協働）①
7	看護サービスのマネジメント③（サービスの評価，看護の質）	シミュレーション（多職種連携・協働）②
8	看護を取り巻く諸制度①（保健師助産師看護師法，医療法）	看護職のキャリアマネジメント（キャリア形成，タイムマネジメント）
9	看護を取り巻く諸制度②（保健医療制度）	看護サービスのマネジメント①（サービスの特性，組織理念，看護の組織化）
10	看護を取り巻く諸制度③（医療安全管理と法的責任，医療事故報告制度）	看護サービスのマネジメント②（看護単位，看護と労働環境，施設・設備環境）
11	マネジメントに必要な知識と技術①（リーダシップとマネジメント）	看護サービスのマネジメント③（リスクマネジメント，サービスの評価，看護の質）
12	マネジメントに必要な知識と技術②（動機づけ理論，エンパワーメント，変化理論）	マネジメントに必要な知識と技術①（リーダシップとマネジメント）
13	マネジメントに必要な知識と技術③（キャリア形成，ストレスマネジメント）	マネジメントに必要な知識と技術②（動機づけ理論，エンパワーメント，変化理論）
14	シミュレーション（組織で取り組む医療安全）	看護を取り巻く諸制度①（保健師助産師看護師法，法的責任，職業倫理，教育制度）
15	まとめと評価	看護を取り巻く諸制度②（医療法，医療保険制度，診療報酬，看護政策と制度）

評価方法

授業への貢献度15%／小テスト・試験60%／課題25%（シミュレーション演習の評価も含む）

III 領域別シナリオ集

【科目目標】
6. 多職種連携・協働において看護専門職者として果たすべき役割や必要な知識・技術が説明できる。

↓

【演習目的】
・他職種の専門性を理解し，看護専門職者としての意見を発言できる。

↓

【シミュレーション演習の目標】
①他職種の専門性を理解し何を重要と考えているか理解できる。
②看護の専門性を踏まえた意見を医師に発言できる。

図III-10-1 | 科目目標とシミュレーション演習の目標との関係

③ 学生のレディネス

①知識

　対象となる学生は，基礎分野，専門基礎分野および専門分野I・IIの講義と臨地実習をすべて終えた4年生である。そのため，講義では看護援助に必要な基礎知識，看護過程の展開，看護技術等を学習し，臨地実習では対象の健康課題に応じた看護実践を複数回経験している。本時のシミュレーション演習は，多職種連携・協働をテーマとし，カンファレンスの場を設定している。多職種連携・協働については，チーム医療に不可欠な機能として看護管理学やその他の専門領域で学習している。

②技術・態度

　効果的なカンファレンスを行うために必要なコミュニケーションスキルについては，「基礎看護学」や「人間関係論」等で学習している。カンファレンスの運営に関しては，臨地実習において学生間で意見を述べる学生カンファレンスを経験している。さらに，医師，看護師，薬剤師等が参加する多職種間のカンファレンスについても，多くの学生が臨地実習中に参加した経験をもっている。しかし，そのほとんどが見学レベルであり，看護専門職の当事者として発言した経験をもつ学生は少ない。

　シミュレーション演習に関するレディネスは，1年生よりタスクトレーニングやシチュエーション・ベースド・トレーニングを複数回経験している。そのため，シミュレーション演習は他学年に比べスムーズに行えることが期待できる。

4 シミュレーション演習を取り入れるためのポイント

　科目の教授内容を整理し，重複を避け2科目を1科目に統合した（**図Ⅲ-10-2**）。旧カリキュラムは，2年後期に「医療安全管理論」30時間1単位として設計していたが，実習経験の少ない2年次では，臨床の医療安全をイメージすることは困難である。そのため4年次の「看護管理学」で既習学習と本授業のまとめとして，医療安全のシミュレーションを実施していた。

　新カリキュラムでは「医療安全管理論」と「看護管理学」を統合し，組織安全に関する内容を4年次の本授業で教授する。医療安全に関する内容は，臨地実習の体験を通して学ぶ機会が多い。しかし，チーム医療に関する内容は，看護専門職の当事者として体験することは少ない。そのため，新カリキュラムの本授業では，チーム医療の不可欠な機能である多職種連携・協働をシミュレーション演習に取り入れた。

　看護専門職者として生活の質が向上するケアを提供するためには，患者の立場に基づいた視点と，的確な病態アセスメント能力が必須である。そのため事例では日常生活動作（以下，ADL）に影響しやすい循環器疾患をもつ患者を設定した。演習回数は2コマとし，1コマで患者の病態関連図を作成する。さらにADL拡大について援助計画を立案し，2コマ目のシミュレーション演習に臨む。このような体験を通して，看護師が他職種と連携を図るためには専門職として何か必要なのかを考える機会とする。

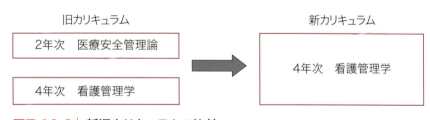

図Ⅲ-10-2 | **新旧カリキュラムの比較**

5 シナリオデザインシート

テーマ	多職種連携・協働（カンファレンス）
学年・全体人数	4年・100名（50名ずつ2回に分けて実施。1グループ5名とする）
全体の時間	90分（1コマ）×2回
シミュレーション演習の目標	①他職種の専門性を理解し何を重要と考えているか理解できる。 ②看護の専門性を踏まえた意見を医師に発言できる。
シミュレーションの課題	現在，申し送りが終了した午前9時30分です。古賀さんのADL拡大の援助について病棟カンファレンスを行います。メンバーは古賀さん担当の看護師2人（PNS※），主治医1人，研修医1人の4人です。医師と看護師のそれぞれの立場からディスカッションしてください。医師役のうち主治医は教員が担当し，研修医は学生が担当します。制限時間は6分です。
事前学習	脳梗塞，肺炎，慢性心不全，人間関係論（アサーション），多職種でのカンファレンス

※PNS：福井大学医学部附属病院が開発したパートナーシップ・ナーシング・システム

6 本時のアウトラインシート

時間配分	授業の進行	教員のかかわり・留意点
20分	【ブリーフィング】 ・スケジュール確認 ・目標説明 ・課題を説明し，各専門職としての意見を整理する ・看護師役，医師役を決定	・観察者は，設置された椅子に座って，看護師の発言や対応でよいと思ったところを記録するように説明する。
6分	【シミュレーション】 ■学生に期待する動き ○看護師の意見 ・ADLが低下することに不安を感じているため，患者の意志を尊重し，闘病意欲を高めたい。 ○医師の意見 ・肺炎や脱水症状は改善しているが，慢性心不全のリスクを回避したい。	・ファシリテーターは学生の主体性を尊重し，医師，看護師それぞれの立場から自由に発言させるように留意する。 ・ファシリテーターは発言が続かなくても見守り，時間がくれば途中でも終了する。 ・主治医（教員）は疾患に着目した発言内容を繰り返す。 ・研修医（学生）は，意見を求められれば医師の立場で対応する。
25分	【デブリーフィング】	
	・シミュレーションとデブリーフィングを繰り返す	
10分	・まとめ	

※時間配分は目安である。

7 患者の情報

古賀千鳥さん
- 80歳　女性　日本人
- 身長155cm　体重55kg
- 既往歴：高血圧, 慢性心不全があり降圧剤内服中

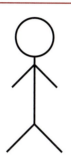

※朝6時のバイタルサインと朝9時の電子カルテからの情報を示す。

【バイタルサイン】
・検温の値

【医師の指示】
・尿管カテーテル抜去, 尿量測定開始。
・午後より理学療法士による病棟内での初回歩行訓練開始（目安30分程度）等

【検査データ】
・入院1日目と2日目の胸部レントゲン写真と血液データ

【入院までの経過】
・脳梗塞後右半身麻痺がみられ介護老人保健施設に在院。
・自宅復帰を目指して杖による歩行訓練中であったが, 肺炎の症状があり緊急入院となる。

【入院2日目までの状況】
・肺炎と診断され点滴治療, 酸素療法を受けていたが, 肺炎症状は改善し酸素療法中止となる。
・心電図モニター装着, 尿管カテーテル挿入中。
・食事は2割程度摂取のみ。水分は積極的に飲んでいない。

【入院3日目の状況】
・患者の訴え：リハビリテーション訓練が中断され獲得したADLが低下する不安と, 輸液ポンプや心電図モニターが歩行訓練の妨げになることにあせりを感じている。

8 学生と教員の配置

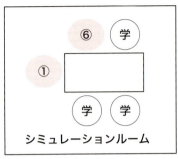

※5会場に分かれてシミュレーションを行う。

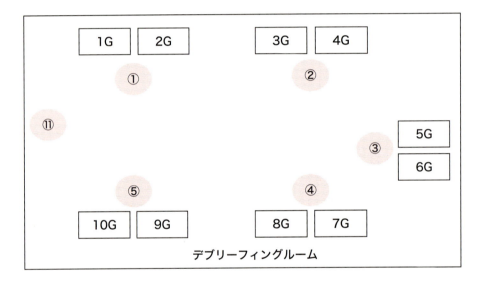

<役割シート>

	役　割	指導者
ファシリテーター，タイムキーパー	各部屋のシミュレーションのファシリテーターとタイムキーパーを兼任する。	教員①〜⑤
小グループデブリーファー	シミュレーションで担当した2グループのデブリーフィングを行う。	教員①〜⑤
シミュレーション時の医師役	各部屋の医師役を1回目，2回目と連続して担当する。疾患に着目した意見を一貫して発言する。	教員⑥〜⑩
デブリーフィング時の総合デブリーファー	デブリーフィングルームにて全体のデブリーフィングを担当する。	教員⑪

シナリオ No.10　看護管理学：多職種連携・協働

9 ｜ デブリーフィングガイドシート

　このシナリオのデブリーフィングで特に学生に学ばせたいのは，他職種の専門性を理解したうえで看護専門職として発言することである。以下に一部抜粋した内容を示す。

◆=学生への質問，または学生がディスカッションする課題
◆=ディスカッションで導き出してほしい内容

目　標	デブリーフィングガイド	進行の目安
①他職種の専門性を理解し何を重要と考えているか理解できる。 ②看護職の専門性を踏まえた意見を医師に発言できる。	【各グループ】 ◆1：なぜ，意見が食い違ったのでしょうか？　医師と看護師がそれぞれ重要だと考えていることは何でしょうか？ ◆1： 例）医師：急性心不全のリスクを回避する。心臓への負担を避けるため輸液ポンプ装着による持続点滴を続行する 　　看護師：患者の思いを大事にした援助を行う。ADLの維持・拡大を行って生活の質を向上させる。 ※専門職としての視点の違いや共通点についてデブリーフィングする。 ◆2：先ほどの看護師の対応でよかった点はどんなことですか？（観察者役に聞く）次に行うとしたら，どんなことに気をつけて行いますか？	1回目実施後
	【全体】 ◆3：1回目のデブリーフィングは活かせましたか？　1回目との違いを教えてください。（3～4グループに答えてもらう） 【各グループ】 ◆4：看護専門職者として，他職種に意見を発言するためにはどんなことが必要だと思いましたか？ ◆4：例）援助の根拠となる病態生理をアセスメントし理解しておく。 ※他職種の専門性の理解や代弁者としての役割についてデブリーフィングする。 ◆5：相手を尊重しながら自分の意見を発言するためのコミュニケーションスキルを考えてみましょう。 ◆5：<問題解決の4ステップ>DESC法（描写・表現・提案・選択）に沿って振り返るようにデブリーフィングする。 【全体】 ※DESC法に沿って描写した内容を2～3グループに発表してもらう。 ◆6：先ほど話し合った「看護専門職者として，他職種に意見を発言するために必要なこと」でどんな意見が出たのかを聞いてみましょう。 ◆7：では，本日の目標を一緒に確認してみましょう。それぞれ達成できましたか？	2回目実施後

III 領域別シナリオ集

シナリオ No.11　**看護総合**　4年後期

脳出血患者の看護

シチュエーション・ベースド・トレーニング　Situation Based Training

1 カリキュラム全体の当該科目の位置づけ

　本科目は，4年後期に統合分野として位置づけられた選択科目である。既習の知識・技術・態度を統合し，基礎教育から臨床実践へ移行するための基盤を形成することをねらいとしている。

　授業概要は，4年前期に履修する「看護総合セミナーⅠ（基礎）」（看護の基本となる分野と，人体の構造と機能についての理解と知識の定着を目的とした科目）に引き続き，応用編として学習範囲を拡大し（疾病の成り立ちと回復の促進，健康支援と社会保障制度，各看護専門科目，看護の統合と実践），反復学習や弱点強化の中で理解を深め，知識の定着を図る科目である。知識だけではなく，事例に対応するための判断力も身につける。

2 当該科目におけるシミュレーション演習の位置づけ

　本科目では，これまでの知識・技術・態度を統合し定着させるために，シミュレーション演習を中心とした教育技法を用いる。各器官系統別の主な疾患の看護について，看護師国家試験状況設定問題を参考にしたシミュレーション演習を設計する。各演習では，知識・技術を想起するための事前課題を課し，冒頭で確認テストを行い，シミュレーションとデブリーフィングを繰り返し，最後に国家試験の関連問題を解き，関連性を確認するパターンを繰り返して進める。

　主要な疾患の看護の中でも，脳血管障害を有する患者の看護は実習で経験する機会が少ないため，知識・技術ともに苦手意識をもつ学生が多い。そのため，本科目の演習パターンに慣れた時期に本シミュレーション演習を位置づけた（**表Ⅲ-11-1，図Ⅲ-11-1**）。

シナリオ No.11　看護総合：脳出血患者の看護

表Ⅲ-11-1 シラバス

授業科目名	必・選	単位数	学年	開講期
看護総合セミナーⅡ（応用） 【Integrated Nursing Seminar】	選択	1単位	4年	後期

ディプロマ・ポリシー

□キリスト教の愛の精神に基づき「その人をその人として大切にする」こころを身につけた人

■人間を全人的に理解し，生命の尊厳と人権の尊重に基づく倫理観をもち，他者の権利擁護につとめることができる人

□人とのかかわりを通して，他者の成長を助けるとともに自分も成長できる人

■看護の専門職として必要な問題解決能力をもち，確かな知識に裏づけられた看護実践ができる人

□さまざまな専門職と協働し，組織の中で連携しながら看護の役割と責任を果たすことができる人

■広い視野をもって継続的に自己研鑽ができる人

科目目標

1. 統合的な知識と技術を活用し，基本的な援助技術が実践できる。
2. シミュレーション学習を通して，対象のフィジカルアセスメントを実施できる。
3. シミュレーション学習を通して，対象に必要な看護援助技術を実践できる。
4. 患者の病態の変化に気づき，優先順位の判断や臨機応変な対応ができる。
5. 上記を統合的に学び，自己の課題を明確にすることができる。

授業の運営

・シミュレーション学習を中心とした演習を行う。

・事前学習は，演習内容に必要な事前課題を提示する。

・事後学習は，演習の内容を振り返り，課題レポートを提示する。

回数	授業内容（旧カリ）	授業内容（新カリ）
1-2	授業の進め方と学習方法 シミュレーターを使ったフィジカルアセスメント	授業の進め方と学習方法 シミュレーターを使ったフィジカルアセスメント
3-4	複数受け持ち患者の看護シミュレーション	糖尿病患者の看護シミュレーション
5-6	呼吸困難のある患者の看護シミュレーション	呼吸困難のある患者の看護シミュレーション
7-8	心疾患患者の看護シミュレーション	心疾患患者の看護シミュレーション
9-10	糖尿病患者の看護シミュレーション	消化器疾患を有する患者の看護シミュレーション
11-12	脳血管障害を有する患者の看護シミュレーション	脳血管障害を有する患者の看護シミュレーション
13-14	消化器疾患を有する患者の看護シミュレーション	複数受け持ち患者の看護シミュレーション
15	まとめ	まとめ

評価方法

課題への取り組み50％／レポート50％

165

Ⅲ 領域別シナリオ集

【科目目標】
1. 統合的な知識と技術を活用し，基本的な援助技術が実践できる。
2. シミュレーション学習を通して，対象のフィジカルアセスメントを実施できる。
3. シミュレーション学習を通して，対象に必要な看護援助技術を実践できる。
4. 患者の病態の変化に気づき，優先順位の判断や臨機応変な対応ができる。
5. 上記を統合的に学び，自己の課題を明確にすることができる。

【演習目的】
脳神経系フィジカルアセスメントの知識・技術を用いて看護援助ができる。

【シミュレーション演習の目標】
①脳神経系のフィジカルアセスメントができる。
②患者の病態変化に気づきアセスメントできる。
③指導者に簡潔に報告できる。

図Ⅲ-11-1 | 科目目標とシミュレーション演習の目標との関係

③ 学生のレディネス

①知識

4年前期までに基礎分野，専門分野の講義と実習をすべて修了している。そのため，脳血管障害に関する知識は「人体の構造」「人体の機能」「病態・疾病論」「成人看護援助論」で学習し，脳神経系のフィジカルアセスメントに必要な知識と技術は「フィジカルアセスメント」において学習している。

臨地実習でこれらの知識と技術を統合する学習を経験しているが，脳血管疾患患者を担当する学生は限られているため，知識と技術を想起する必要がある。

②技術・態度

4年前期までに履修すべき実習を終え，臨床場面のイメージをもちシミュレーション演習に取り組むことはできる。また，1年次よりシミュレーション演習の経験を積み重ねているため，シミュレーション学習の取り組みは，スムーズに導入できる状況である。

本科目は選択科目であり，シミュレーション演習を中心としたシラバスを提示しているため，シミュレーション演習に前向きに取り組む学生が受講することが予測される。本科目を選択する学生は30名程度を想定し，授業設計する。

履修時期は，就職試験や卒業研究，選択科目等の履修を並行しているため，事前学習が十分に行えない可能性がある。事前課題によってシミュレーショ

ン演習の学びが深まること，また，国家試験に向けての知識の整理につながるなど，事前課題の意義を説明し動機づけを高めるような課題の提示が必要である。

自らの学習計画に基づき学習を進め，常に目標を振り返りながら達成に向けて取り組み，卒業後も自己の課題を明確にしながら学習する姿勢を身につける機会とする。

4 シミュレーション演習を取り入れるためのポイント

本科目は，旧カリキュラムの「総合看護演習」を自由科目とし，これまでの知識を統合し国家試験に向けた学習の支援になるよう構成している。旧カリキュラムの「総合看護演習」でのシミュレーション演習に比べ，過去の国家試験問題を意識した事前課題，確認テストの活用や，状況設定問題を参考にした内容となっている。

5 シナリオデザインシート

テーマ	脳出血患者の看護
学年・全体人数	4年・30名（1グループ5名で6グループを編成）
全体の時間	180分（90分×2コマ）
シミュレーション演習の目標	①脳神経系のフィジカルアセスメントができる。 ②患者の病態変化に気づきアセスメントできる。 ③指導者に簡潔に報告できる。
シミュレーションの課題	①救急外来に来た患者の状態を観察して，先輩へ報告してください。 ②ICU入室後8時間の患者の状態を観察してください。
事前学習	脳神経系のフィジカルアセスメントの復習

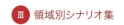

6 本時のアウトラインシート

時間配分	授業の進行	教員のかかわり・留意点
60分	【TBL】 ・事前課題に関するミニテストと解説（知識の確認） ・脳神経系のフィジカルアセスメント技術の確認	・看護師国家試験問題から脳神経系に関するテストを実施。 ・TBLで脳神経系のフィジカルアセスメントの知識・技術を確認する。
15分	【ブリーフィング】 ・本日の目標・スケジュールの確認 ・事例提示（情報把握） ・作戦タイム・看護師役決定 ・課題①の提示	
5分	【シミュレーション】 ■学生に期待する動き 〇問診（本人・家族から） ・発症の状況，既往歴，生活歴，服薬の有無など 〇観察 ・意識レベル，言語障害，項部硬直，瞳孔，バイタルサインなど 〇アセスメント ・フィジカルイグザミネーション結果の判断，時間経過に伴う病態の変化に関するアセスメント 〇報告 ・SBARによる報告	・シミュレーション中，ファシリテーターは原則介入しないが，学生が戸惑っていたら何に困っているのか尋ね助言する。 ・学生の行動に合わせてタイミングよく値や症状を伝える。
30分	【デブリーフィング】	
5分	・課題②の提示	・シミュレーション2回目の前に，課題②の提示。「頭部CTの結果（CT画像を見せる），高血圧性脳出血と診断され，13時に集中治療室に入室しました（13時の患者情報提示）。入室後8時間の観察へ行ってください」
	・シミュレーションとデブリーフィングを繰り返す	
10分	・まとめ	

※時間配分は目安である。

7 設営シート

花鶴　博さん
- 76歳　男性　日本人
- 身長162cm　体重68kg
- キーパーソン：妻（72歳）
- アレルギーなし
- 既往歴：高血圧

妻からの情報
- トイレに行ったまま戻ってこないので見に行くとトイレで倒れていた。
- 妻が発見した直後に救急車を要請した。
- 「高血圧の薬は飲んでいたと思いますが本人に任せていたので」
- 妻は急な出来事に動揺している。

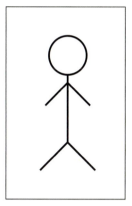

【11:00（救急外来）】
- BP＝200/120mmHg
- PR＝108回/分（整・弱）
- RR＝16回/分（胸腹式）
- SpO_2＝96%（RA）
- BT＝37.0℃
- 状態：大きな声で呼び揺さぶると開眼するが，すぐに閉眼する。（Ⅱ-20）

【13:00（ICU入室）】
- 頭部CTの結果，高血圧性脳出血と診断。
- BP＝154/110mmHg
- PR＝82回/分，RR＝16回/分，BT＝37.2℃，SpO_2＝97%
- JCS：Ⅱ-30

【21:00（ICU入室から8時間後）】
- BP＝207/106mmHg
- PR＝50回/分，RR＝18回/分，BT＝37.4℃，SpO_2＝97%
- 呼びかけと痛み刺激に反応しない。（Ⅲ-300）

8 学生と教員の配置

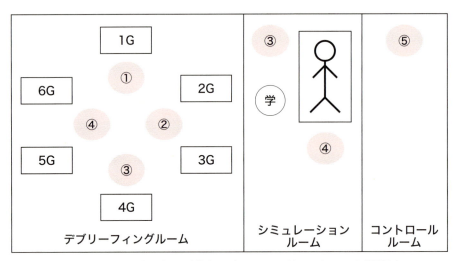

※シミュレーションルームで撮影した映像をデブリーフィングルームにライブ配信する。
※各グループに1台のホワイトボードを設置し，患者情報と本日の学習目標を掲示する。

＜役割シート＞

	役　　割	指導者
主デブリーファー	本時の演習の主担当者，デブリーフィングのリーダー	教員①
副デブリーファー	リーダーのデブリーファーの指示のもとに学生のデブリーフィングを支援	教員②③④
ファシリテーター	シミュレーション場面における学生の指示，サポート	教員④
オペレーター	高機能シミュレーターの操作・患者の声	教員⑤
家族（妻）役	患者に付き添い学生の質問に答える	教員③

9 デブリーフィングガイドシート

このシナリオでのブリーフィングで特に学ばせたいのは,「脳神経系のフィジカルアセスメントの知識・技術の習得」と「患者の経時的変化に気づき判断する力」および「情報を要約し報告する力」である。以下に一部抜粋した内容を示す。

◆=学生への質問,または学生がディスカッションする課題
◆=ディスカッションで導き出してほしい内容

目　標	デブリーフィングガイド	進行の目安
① 脳神経系のフィジカルアセスメントができる。	◆1：問診や診察でどのような情報を得ましたか？ ◆1：バイタルサイン：BP, HR・リズム 　　意識状態：JCS・GCS 　　神経学的所見：瞳孔,対光反射,眼球運動 　　髄膜刺激症状 ◆2：花鶴さんに何が起きたと考えますか？　話し合っていくつか挙げてみましょう。 ◆2：脳出血	1人目実施後
② 患者の病態変化に気づきアセスメントできる。	◆3：ICU入室から8時間後（21時）の花鶴さんからどのような情報が得られましたか？ ◆3：意識状態,神経学的所見,CT所見など ◆4：花鶴さんに何が起きていると推察されますか？ ◆4：脳圧亢進症状	2人目実施後
③ 指導者に簡潔に報告できる。	◆5：花鶴さんの状態を先輩看護師へ報告してください。 ◆5：SBARでの報告	1人目実施後 2〜3人目実施後

Ⅲ 領域別シナリオ集

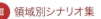 2年後期 番外編

成人看護学

傷病者のBLS

アルゴリズム・ベースド・トレーニング　　Algorithm Based Training

1 | カリキュラム全体の該当科目の位置づけ

　本科目は，1年次の「人体の構造Ⅰ・Ⅱ」「人体の機能Ⅰ・Ⅱ」「病態・疾病論」「薬理学」等の専門基礎分野科目に加え，「成人看護学概論」および2年前期の「成人看護援助論Ⅰ」（手術侵襲の理解と術前・術中・術後看護の概要を学習）の学びをベースに2年後期に開講される。この「成人看護援助論Ⅱ」では，主な術式に応じた看護の方法について学習する。

　授業では，手術を受ける対象の身体的・精神的・社会的特徴を学習し，手術侵襲や術式による身体の生理的・機能的変化を理解する。そして，手術侵襲からの回復を促進し，合併症を予防する看護を提供するために必要となるアセスメント能力を養う。

2 | 当該科目におけるシミュレーション演習の位置づけ

　「成人看護援助論Ⅱ」の科目目標（表Ⅲ-12-1）の「3．手術侵襲による身体の生理的変化をアセスメントする基礎的能力を身につけるとともに，合併症の予防ならびに早期回復に向けた基礎的援助方法について説明できる。」をもとに，講義で学習した循環や呼吸機能の変化を起こした患者の看護に関する知識をBLS（Basic Life Support）のスキルと関連させ，知識・技術・態度の3側面からアルゴリズムを習得することをねらいとする。

　そこで，演習目的を「心肺停止した成人の傷病者に対して個人またはチームの一員として質の高い心肺蘇生（Cardio Pulmonary Resuscitation；CPR）を実施できる。」とし，2コマで設計した。

　シミュレーション演習の目標は，心肺停止の傷病者を発見した場面を想定し，成人のBLSアルゴリズムに沿って学生が行動できるようになることである。また，より現実に即した状況とするため，複数救助者のメンバーの一

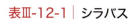

表Ⅲ-12-1 | シラバス

授業科目名	必・選	単位数	学年	開講期
成人看護援助論Ⅱ（急性期） 【Adult Nursing】	必修	2単位	2年	後期

ディプロマ・ポリシー

■キリスト教の愛の精神に基づき「その人をその人として大切にする」こころを身につけた人
■人間を全人的に理解し，生命の尊厳と人権の尊重に基づく倫理観をもち，他者の権利擁護につとめることができる人
□人とのかかわりを通して，他者の成長を助けるとともに自分も成長できる人
■看護の専門職として必要な問題解決能力をもち，確かな知識に裏づけられた看護実践ができる人
■さまざまな専門職と協働し，組織の中で連携しながら看護の役割と責任を果たすことができる人
□広い視野をもって継続的に自己研鑽ができる人

科目目標

1. 手術という特殊な危機状況に置かれた成人およびその家族の身体的・精神的・社会的影響を理解し，術前・術中・術後を通した看護の役割について説明できる。
2. 手術の適応となる疾病について，病態と治療や検査に伴う基本的看護について説明できる。
3. 手術侵襲による身体の生理的変化をアセスメントする基礎的能力を身につけるとともに，合併症の予防ならびに早期回復に向けた基礎的援助方法について説明できる。
4. 手術療法で身体の一部を喪失することにより，生理的・機能的変化を受けた成人の心理過程を理解し，機能回復や機能代替，生活能力回復へ向けた援助について説明できる。

授業の運営

・この授業は，事例を用いた課題学習，グループワーク，プレゼンテーションなどのアクティブラーニングを取り入れる。また，知識の確認を行うための小テストも取り入れる。
・シミュレーション演習では，アルゴリズムを繰り返し練習する。また，スキルとアルゴリズムの確認を行うためのスキルチェックを行う。

回数	授業内容（旧カリ）		回数	授業内容（新カリ）	
1	臨床外科総論	周手術期看護の概要	1	成人看護援助論Ⅰ（前期）	周手術期看護の概要
2		麻酔・手術による身体的影響	2		麻酔・手術による身体的影響
3		ドレナージの看護	3,4		手術前・中・後の患者の看護
4		手術前患者の看護			
5		手術中患者の看護	5,6		手術直後の患者の看護と重症集中ケア
6,7		術直後の患者の看護	7		回復期の患者の看護
8		回復期の患者の看護と集学的治療	8		臓器移植の概要
9		臓器移植の概要			
10-12	臨床外科各論	手術により消化吸収機能の変化を受ける患者の看護	1-3	成人看護援助論Ⅱ（後期）	手術により消化吸収機能に影響を受ける患者の看護
13,14		演習	4,5		手術により代謝機能に影響を受ける患者の看護
15	前期まとめ		6,7		手術により運動機能に影響を受ける患者の看護
1-3	臨床外科各論	手術により運動機能に変化を受ける患者の看護	8,9		手術により脳神経・感覚機能に影響を受ける患者の看護
4-6		手術により代謝機能に変化を受ける患者の看護	10,11		手術により呼吸機能に影響を受ける患者の看護
7-9		手術によりボディイメージの変化を受ける患者の看護	12,13		手術により循環機能に影響を受ける患者の看護
10,11		開胸術を受ける患者の看護	14		心肺停止の傷病者に対する処置(BLS)
12-14		手術により脳神経・感覚機能に変化を受ける患者の看護	15		BLS演習の振り返り
15	後期まとめ				

【科目目標】
3. 手術侵襲による身体の生理的変化をアセスメントする基礎的能力を身につけるとともに,合併症の予防ならびに早期回復に向けた基礎的援助方法について説明できる。

【演習目的】
心肺停止した成人の傷病者に対して個人またはチームの一員として質の高い心肺蘇生を実施できる。

【シミュレーション演習の目標】
①BLSアルゴリズムの重要性を説明できる。
②成人の傷病者に対してCPRを行うことができる。
③成人の傷病者に対してAEDを適切に使用できる。
④複数救助者によるBLSでチームの一員として行動できる。

図Ⅲ-12-1 | 科目目標とシミュレーション演習の目標との関係

員として適切なコミュニケーションをとりながらBLSを実施できるようになることを目指す（図Ⅲ-12-1）。

3 学生のレディネス

①知識

対象の学生は，心肺停止状態を理解するための基礎となる，人体の構造や機能，循環器疾患や呼吸器疾患に関して学習している。その中で，心肺停止状態の成り行きについても学習している。

②技術・態度

高校の保健体育の授業や自動車学校でCPRの練習を経験した学生もいるが，自己の技術を評価した（された）経験は少ない。そのため，自分がBLSの技術を確実に習得できているのか，自信をもつことはできないと考えられる。

また，学生は「基礎看護学実習Ⅱ（看護過程実習）」を控えた時期で，臨地実習の経験は少ない。実習経験が少ない学生は，病状が比較的安定している患者を受け持つ場合が多く，状態が急変する患者や，CPRを実践する看護師に遭遇する機会はほとんどないといえる。そのため，患者がCPRを必要とする状況となった場合は，その状況に緊張と恐怖心を抱き，尻込みしてしまうことが想定される。

しかし，さまざまな疾患を抱えた患者が，臨地実習中に突然，心肺停止を起こした際，看護学生が傷病者の第一発見者となる可能性はあり得る。そし

て，看護学生であっても CPR を必要とする傷病者に遭遇したときに，できることを素早く判断・実施できるよう BLS のアルゴリズムを習得しておくことは，患者を救命する医療者としての役割を自覚する機会にもなり得る。

4 シミュレーション演習を取り入れるためのポイント

　質の高い BLS を実施するには，最新のガイドラインで定められた手技やアルゴリズムに忠実に従い，チームとしてお互いに評価し合いながら，傷病者の救命率を高める努力をすることが重要となる。そのためシミュレーション演習では，確実な手技を習得するために，I ～Ⅳのタスク型シミュレーションを反復して実施し，学生が相互にフィードバックを行うよう設計した。さらに，アルゴリズム型シミュレーションで，複数救助者の一員としてメンバーとコミュニケーションをとりながら BLS を実施できるようになることを目指している（図Ⅲ-12-2）。

　また，チームによる BLS の実践場面を録画し，自己の手技だけでなくチームメンバー間のコミュニケーションやアルゴリズムについても振り返る機会をもつよう設計した。動画を使用した実践場面の振り返りによって，客観的な自己評価や他者評価を行う力を養うことも期待できる。

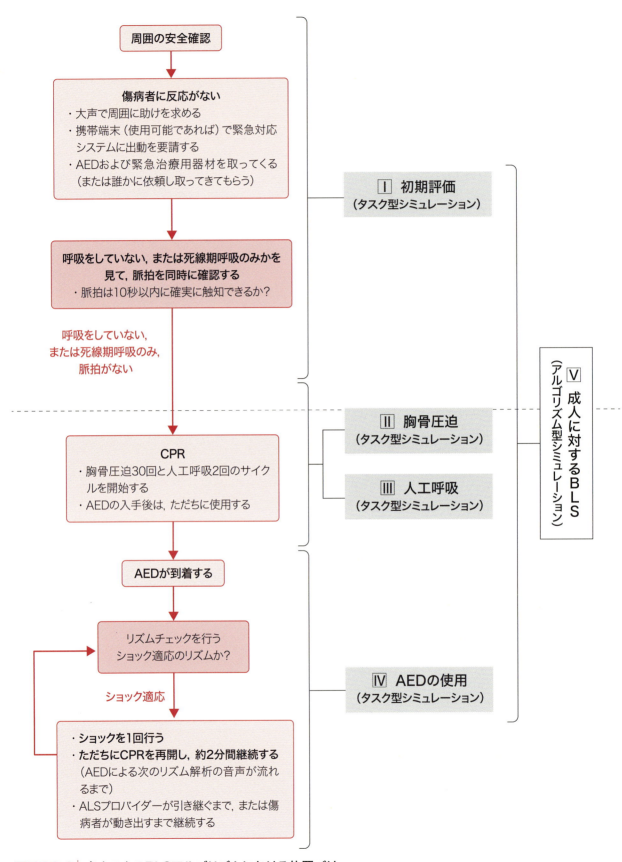

図Ⅲ-12-2 各タスクのBLSアルゴリズムにおける位置づけ
(American Heart Associationガイドライン2015をもとに作成)

5 | シミュレーション演習で身についた BLS の評価方法

BLS に関する知識を問う筆記試験，撮影動画による BLS スキルチェック（個人・チーム）で評価する。

6 | シナリオデザインシート

テーマ	成人傷病者のBLS実施
学年・全体人数	2年・100名（50名ずつ2回に分けて実施。1チーム3名で編成する）
全体の時間	90分（1コマ）
シミュレーション演習の目標	①BLSのアルゴリズムの重要性を説明できる。 ②成人の傷病者に対してCPRを行うことができる。 ③成人の傷病者に対してAEDを適切に使用できる。 ④複数救助者によるBLSでチームの一員として行動できる。
シミュレーションの課題	あなたは実習病院の廊下で倒れている患者を発見します。 I～IV：BLSのアルゴリズムを実践してください。 V：BLSのアルゴリズムをチームで実践してください。
事前学習	・指定した資料と教材動画でBLSの各タスクおよびアルゴリズムを予習する。

7 本時のアウトラインシート

時間配分	授業の進行	備考
8分	【ブリーフィング】 ・本日の目標 ・スケジュール確認 ・チームメンバー紹介&アイスブレイク ・事例提示 ・教材動画視聴（BLSの重要性について）	・これまでの授業で習った知識（特に循環器・呼吸器系）とBLSの手順を関連づける。
15分	【シミュレーション】 Ⅰ 初期評価と救援要請 《病院の廊下で倒れている男性を発見した時の対応》 ・Ⅰのタスクを1人1分間ずつ実施する。 ・1チーム終わるごとに学生間でフィードバックを行う。	・6つのブースに3チームずつ配置し，各ブースでⅠ〜Ⅳのそれぞれを以下のように進める。 【タスクトレーニング】 各タスクについての教材動画を視聴（2分） ↓ シミュレーション1人目（1分） ↓ シミュレーション2人目（1分）　┐ ↓　　　　　　　　　　　　　　│ 1チーム目 シミュレーション3人目（1分）　│ ↓　　　　　　　　　　　　　　│ 学生間フィードバック（1分）　┘ ↓ シミュレーション1人目（1分）　┐ ↓　　　　　　　　　　　　　　│ シミュレーション2人目（1分）　│ 2チーム目 ↓　　　　　　　　　　　　　　│ シミュレーション3人目（1分）　│ ↓　　　　　　　　　　　　　　│ 学生間フィードバック（1分）　┘ ↓ シミュレーション1人目（1分）　┐ ↓　　　　　　　　　　　　　　│ シミュレーション2人目（1分）　│ 3チーム目 ↓　　　　　　　　　　　　　　│ シミュレーション3人目（1分）　│ ↓　　　　　　　　　　　　　　│ 学生間フィードバック（1分）　┘
15分	【シミュレーション】 Ⅱ 胸骨圧迫 《救援のためにCPRの現場に到着した後の対応》 ・Ⅱのタスクを1人1分間ずつ実施する。 ・1チーム終わるごとに学生間でフィードバックを行う。	
15分	【シミュレーション】 Ⅲ 人工呼吸 《救援のためにCPRの現場に到着した後の対応》 ・Ⅲのタスクを1人1分間ずつ実施する。 ・1チーム終わるごとに学生間でフィードバックを行う。	
15分	【シミュレーション】 Ⅳ AED使用 《救援のためにCPRの現場に到着した後の対応》 ・Ⅳのタスクを1人1分間ずつ実施する。 ・1チーム終わるごとに学生間でフィードバックを行う。	

15分	【シミュレーション】 Ⅴ 複数救助者BLS 《病院の廊下で倒れている成人男性へのチームによるBLS》 ・Ⅴのアルゴリズムを1チーム3分間で実施する。 ・1チーム終わるごとに学生間でフィードバックを行う。	アルゴリズム・ベースド・トレーニング	・各ブースでⅤを以下のように進める。 ・シミュレーション中は動画撮影を行う。 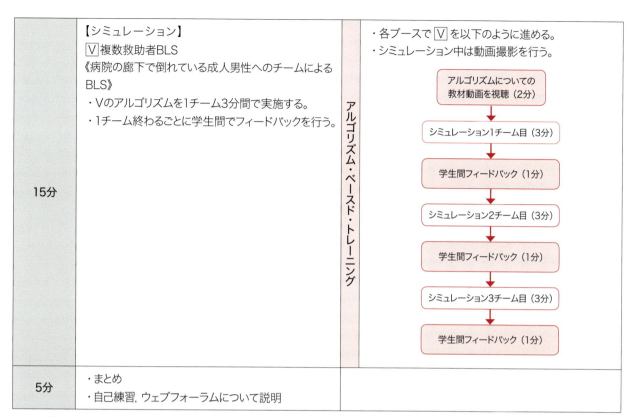
5分	・まとめ ・自己練習，ウェブフォーラムについて説明		

※大人数の学生を1分単位で動かすため，時間のマネジメント，学生の誘導に気を配る。
※学生同士でフィードバックを行い，スキルの修正が行えるよう促す。
※学生間フィードバック中は，アルゴリズムの資料を使用する。
※アルゴリズムのコアスキルに焦点を当てる。
※タスク型およびアルゴリズム型シミュレーション中はコアスキルに大きな修正が必要な場合はその場で修正する。
※学生間フィードバックで扱うことはコアスキルの中から1点だけに絞るよう導く。

8 学生と教員の配置

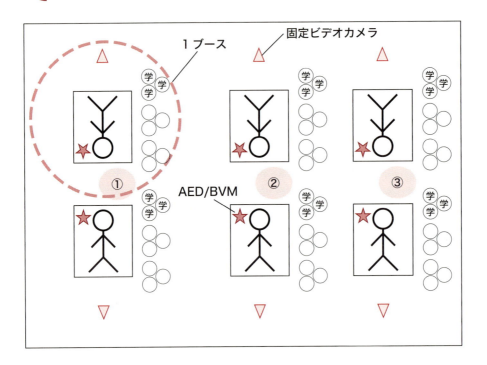

<役割シート>

役　　割		指導者
インストラクター	I～Vまでのフィードバック 学生間のフィードバックをサポート	教員①②③
撮影者	Vの各ブース固定カメラのOn/Off	教員①②③

※シナリオNo.12はアルゴリズムに沿った技術を評価するシミュレーション演習のため，デブリーフィングは行わない。

おわりに

　筆者がシミュレーション教育と出会ったのは2011年，九州大学病院で開催された阿部幸恵先生の研修会でのことである。講義室に臨床現場を再現した状況をつくり，常に参加者の思考を刺激しながら教授する阿部先生の教育方法に衝撃を受けた記憶がある。

　その後，福岡女学院看護大学で基礎教育に携わる立場となり，基礎教育にシミュレーション教育を取り入れたいという思いを胸に，現在ではシミュレーション教育センターのセンター長として活動している。

　本学では，2014年のシミュレーション教育センター設立計画を機に，教員全員がシミュレーション教育について学び，これまでの教育技法からの転換を図ってきた。2016年9月に本学のシミュレーション教育センターが開設したときには，うれしさと不安で胸がいっぱいになったものだ。その後のセンター運営に携わる中で，迷うことの多い筆者を支えてくれたのは，阿部先生の書かれた本であり，数々の研修であり，また直接いただいたご助言であった。シミュレーションの実践の度に書籍を読み込み，演習計画に活用したことを覚えている。

　今回の書籍出版のきっかけとなったのは，本学で開催した，シナリオ作成に関する阿部先生の研修会である。それまで活用してきた書籍は，卒後教育を想定したシナリオが多かったため，「看護基礎教育で活用できるシナリオ集をつくりたい」という筆者の思いに共感していただいた。その後，日本看護協会出版会編集部の方には，書籍のニーズ調査や企画書作成など，書籍の種から芽が出る過程を見せていただき，非常に興味深く刺激的な経験となった。

　出版が決まったことを本学教員に伝えたときには，皆で喜んだものの，その後，原稿執筆から刊行までのタイトなスケジュールを考えると，戸惑いがあったことも事実だ。多くの教員が実習中であったため，実習と並行しながらの執筆は大変な作業であったが，その中で着実に筆を進めていただき，期日までに原稿がそろったときの感激は忘れられない。本学教員の底力と協力体制のよさを実感した瞬間であった。

本学の学院聖句は「わたしはぶどうの木，あなたがたはその枝である。人がわたしにつながっており，わたしもその人につながっていれば，その人は豊かに実を結ぶ。(ヨハネによる福音書15章5節)」である。ぶどうの木と枝がつながることで豊かな実を結ぶように，シミュレーションを通じてつながり，豊かな教育の実を結びたいと願い，本学に親しみのあるぶどうを表紙のモチーフにリクエストした。

本書に掲載したシナリオは，筆者らがシミュレーション教育を学び実践するプロセスにおいて，作成し蓄積してきたものの一部である。シナリオは，シミュレーション教育を実践するたびにブラッシュアップを続けている。

読者の皆さまには，それぞれの学校の状況に合わせてシナリオをご活用いただきたい。その際には，さまざまな工夫や知恵が必要になると思われるが，それらの工夫や知恵の共有・蓄積は，実践のヒントにつながる。

今後は，本書を通じて皆さまとつながり情報を共有しながら，看護のシミュレーション教育の発展に貢献できればと考えている。筆者がシミュレーション教育を始めたときに阿部先生の本が大きな支えとなったように，本書が皆さまのシミュレーション教育の推進をお手伝いできることを願っている。

最後に，本書をまとめるにあたり，温かい協力体制で支えてくださった本学教員の皆さま，ともに学んでくれた学生さん，支えていただいたすべての皆さまに感謝したい。また，センター開設時からたくさんのエネルギーと勇気・知識・技術を惜しみなく与えてくださった阿部幸恵先生に心より深謝申し上げます。

2018年8月　藤野ユリ子

索引

欧文

ADDIE	32	
ARCS+Vモデル	35	
Fidelity	34	
GASモデル	26	
ID	32	
In Situシミュレーション	35	
INACSL	23	
Plus Delta	25	
S.M.A.R.T.	34	
αテスト	37	
βテスト	37	

和文

アウトカム基盤型教育 12
アウトカムと目標の設定 32
アクティブラーニング 11,41
アクティブラーニング型授業 14
アクティブラーニングの定義 14
アドミッション・ポリシー 2
アルゴリズム・ベースド・トレーニング 18
インストラクショナルデザイン 32
演習 31
オリエンテーション 20,22
カークパトリックモデル 34
外化 22
学習過程の3領域 40
学士力 4
学年進行に合わせた
　シミュレーション演習 61
カリキュラム・ポリシー 2
看護学教育モデル・コア・
　カリキュラム 13,59
看護学士課程教育における
　コアコンピテンシー 13
看護基礎教育における3つの
　トレーニング 19
看護教育制度 5
教員用シナリオ評価表 37
教材の選定 34
経験学習理論 16

継続教育における3つの
　トレーニング 19
現代の学生の特徴 6
講義 30
高大接続改革 11
国家試験出題基準の改定 59
事前学習 20,22
シチュエーション・ベースド・
　トレーニング 18
実習 31
シナリオ 28
シナリオの作成 32
シナリオ評価 36
シミュレーション 20,23
シミュレーション教育におけるベスト
　プラクティススタンダード 24
シミュレーション教育のステップ 42
シミュレーション導入型授業 28
シミュレーションのデザインの
　スタンダード 33
シミュレーターの種類 36
授業計画案 28
授業設計と授業の組織化のステップ 29
授業の形態 30
小グループでのシミュレーション演習 66
省察的実践家 26

成人学習理論 15
大人数でのシミュレーション演習 65
タキソノミー 22
タスクトレーニング 18
忠実度の選定 34
ディプロマ・ポリシー 2
ディプロマ・ポリシーに沿ったシナリオ 58
テストラン 36
デブリーフィング 23,24
デブリーフィングのスタンダード 25
統合学習 50
内化 20,22
評価 20
ファシリテーション 23
ファシリテーションのスタンダード 24
フィードバック 20
ブリーフィング 20
プロセス基盤型教育 12
分割したシチュエーション・
　ベースド・トレーニング 46
ミッションタウン 70
模擬患者 36,67
レディネス 40

183

阿部幸恵

東京医科大学医学部看護学科基礎看護学領域／
大学病院シミュレーションセンターセンター長 教授

防衛医科大学高等看護学院卒業。循環器，救命救急，高齢者施設，保育園
で臨床を経験。1997年からの9年間は大学および大学院に在籍し，小学校
教員免許，児童学博士を取得。2006年以降，全医療者・医療系学生対象の
シミュレーション教育に携わる。2011年琉球大学医学部附属病院地域医療
教育開発講座准教授，2012年同講座教授およびおきなわクリニカルシミュ
レーションセンター副センター長，2014年東京医科大学病院シミュレーション
センターセンター長を経て，2017年より現職。

藤野ユリ子

福岡女学院看護大学看護学部看護学科シミュレーション教育学領域／
シミュレーション教育センターセンター長 教授

産業医科大学医療技術短期大学看護学科卒業後，産業医科大学病院勤務。
1999年聖路加看護大学（現聖路加国際大学）大学院修士課程修了後，産業
医科大学産業保健学部助手・講師を経て，2008年より九州大学病院看護部
にてe-learningやシミュレーション教育を活用した看護師継続教育に携わ
る。2013年九州大学大学院博士課程修了。2014年福岡女学院看護大学准
教授に着任し2017年より現職。

看護基礎教育におけるシミュレーション教育の導入
基本的な考え方と事例

2018年10月 1日　第1版第1刷発行　　　　　　　　　　　　＜検印省略＞
2021年 7月10日　第1版第2刷発行

監　修　阿部　幸恵

編　集　藤野　ユリ子

発　行　株式会社日本看護協会出版会

〒150-0001　東京都渋谷区神宮前5-8-2　日本看護協会ビル4階
〈注文・問合せ／書店窓口〉TEL/0436-23-3271　FAX/0436-23-3272
〈編集〉TEL/03-5319-7171
https://www.jnapc.co.jp

デザイン・印刷　株式会社トライ

●本書に掲載された著作物の複写・複製・転載・翻訳・データベースへの取り込み，および送信
　（送信可能化権を含む）・上映・譲渡に関する許諾権は，株式会社日本看護協会出版会が保有し
　ています。
●本書掲載のURLやQRコードなどのリンク先は，予告なしに変更・削除される場合があります。

[JCOPY]〈出版者著作権管理機構 委託出版物〉
本書の無断複製は著作権法上での例外を除き禁じられています。複製される場合は，その都度事前
に一般社団法人出版者著作権管理機構（電話 03-5244-5088，FAX 03-5244-5089，e-mail: info@jcopy.
or.jp）の許諾を得てください。

©2018 Printed in Japan　　　　　　ISBN 978-4-8180-2129-7

ナイチンゲール 生誕200年記念出版

2020年のメモリアルイヤーに、ナイチンゲール自身の著作と彼女にまつわる関連書籍を出版します。「クリミアの天使」という一般的なイメージを越境したナイチンゲールの多面性と人間的魅力が存分に感じられるでしょう。

ナイチンゲールの越境1：建築

ナイチンゲール病棟はなぜ日本で流行らなかったのか

長澤泰・西村かおる・芳賀佐和子・辻野純徳・尹世遠 著
四六判　148頁　定価1,760円（本体1,600円＋税10%）
2020年9月刊

世界初の病院建築家ともいわれるナイチンゲールの建築論

病院が備えるべき第一条件は病院建築が患者に害を与えないこと――ナイチンゲールが理想とした病院建築はどのようなものだったのでしょうか。建築家と看護師が迫ります。

ナイチンゲールの越境2：感染症

ナイチンゲールはなぜ「換気」にこだわったのか

岩田健太郎・徳永哲・平尾真智子・丸山健夫・今岡浩一・岩田恵里子・百島祐貴 著
四六判　104頁　定価1,430円（本体1,300円＋税10%）
2020年12月刊

コロナ禍の今だからこそわかる、ナイチンゲールの先見性！

ナイチンゲールは自らの著書の中で「新鮮な空気」がいかに健康保持に大切かを繰り返し伝えています。コロナ禍の今、「換気」と「感染症」に関する彼女の先見の明に驚くばかりです。

ナイチンゲールの越境3：ジェンダー

ナイチンゲールはフェミニストだったのか

河村貞枝・出島有紀子・岡田実・喜多悦子・矢口朱美・佐々木秀美・五十嵐清 著
四六判　152頁　定価1,870円（本体1,700円＋税10%）
2021年4月刊

元祖わきまえない女、ナイチンゲール

ナイチンゲールは抑圧されていた女性に社会での活躍の場を拓く一方、当時のフェミニズム運動とは距離をおいていました。いったい彼女はフェミニストだったのでしょうか？――刺激的なジェンダー研究本です。

ナイチンゲール生誕200年記念出版

ナイチンゲールとセント・トーマス病院

福田邦三 校閲・訳　永坂三夫・久永小千世 訳
新書判　312頁　定価2,970円（本体2,700円＋税10%）
2020年4月刊

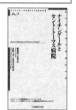

明日からのケアには役立たないかもしれません。でも単純におもしろいです！

ナイチンゲールはなぜセント・トーマス病院を教育の場に選んだのか？看護教育制度の確立という自らの夢をかけたナイチンゲールの熱い想いと強い覚悟に迫ります。

ナイチンゲール生誕200年記念出版

ナイチンゲールと医師たち 新装復刻版

ザカリイ・コープ 著　小池明子・田村真 訳
新書判　340頁　定価3,300円（本体3,000円＋税10%）
2020年5月刊

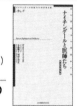

人を動かし改革を推進するナイチンゲールの卓越した交渉力の真髄に迫る！

長く秘蔵された交換書簡を中心に、ナイチンゲールが医師たちに与えた影響や彼らから受けた評価などを通して、彼女の知られざる一面を浮き彫りにする資料としても貴重です。

ナイチンゲール生誕200年記念出版

カサンドラ
ヴィクトリア朝の理想的女性像への反逆

フローレンス・ナイチンゲール 著　木村正子 訳
新書判　192頁　定価2,420円（本体2,200円＋税10%）
2020年12月刊

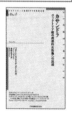

女性であるがゆえに背負わねばならない社会の不合理への断固たる反抗

クリミアの天使になる以前のナイチンゲールが、当時の上流・中流階級の女性の苦悩を吐露し、女性の視点から社会慣習を痛烈に批判した、現代のフェミニズムにも通じる小品。

ナイチンゲール生誕200年記念出版

ナイチンゲールと「三重の関心」
病をいやす看護、健康をまもる看護

フローレンス・ナイチンゲール 著　早野ZITO真佐子 訳
新書判　160頁　定価2,200円（本体2,000円＋税10%）
2020年12月刊

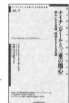

「知」「技」「心」からなるナイチンゲールの思想の本質"三重の関心"とは？

「人間」を捉える科学的な目と、高い理念が求められる看護の使命。「知」「技」「心」からなるナイチンゲール思想の原点、"三重の関心"から普遍的な看護のあり方を問います。

ナイチンゲール生誕200年記念出版

フローレンス・ナイティンゲール
看護覚え書き 本当の看護とそうでない看護
Notes on Nursing; What It Is, and What It Is Not.

フローレンス・ナイティンゲール 著　小玉香津子・尾田葉子 訳
A5判　180頁　定価1,650円（本体1,500円＋税10%）
2019年10月刊

ナイチンゲール生誕200周年に際し、デザインをリニューアル！

世界中で読み継がれるナイチンゲールの代表的著作であり、その完全性を著者自身が明言した、"Notes on Nursing"初版本（1859年刊行）の全訳。著者生誕200周年に際し、リニューアル。

ナイチンゲール生誕200年記念出版

ミュリエル・スキート
看護覚え書き 看護学と看護術
Notes on Nursing ; The Science and The Art

ミュリエル・スキート 著　小玉香津子 訳　A5判　160頁
定価1,980円（本体1,800円＋税10%）　2020年3月刊

世界保健機関（WHO）コンサルタントが書いた、〈現代版〉『看護覚え書き』

ナイチンゲールの代表的著作の刊行から約120年後に、同じタイトルと章立てで書かれた、〈現代版〉『看護覚え書き』。ナイチンゲール生誕200周年に際し、リニューアル。

 日本看護協会出版会

ご注文に関するお問い合わせはコールセンターまで▶▶▶　Tel. 0436-23-3271　Fax 0436-23-3272
ホームページ▶▶▶ https://www.jnapc.co.jp

 日本看護協会出版会 営業部 Twitterやってます